国家级基地李可中医药学术流派传承丛书

# 中气与临床

吕英 ◎ 著

SPM 南方出版传媒

广东科技出版社 | 全国优秀出版社

· 广州 ·

**图书在版编目（CIP）数据**

中气与临床/吕英著．—广州：广东科技出版社，2019.3 （2024.11重印）

（国家级基地李可中医药学术流派传承丛书）

ISBN 978-7-5359-7050-3

Ⅰ．①中…　Ⅱ．①吕…　Ⅲ．①医案—汇编—中国　Ⅳ．①R249.1

中国版本图书馆CIP数据核字（2019）第005421号

**中气与临床**
ZHONGQI YU LINCHUANG

责任编辑：吕　健　王　珊
装帧设计：友间文化
责任校对：梁小帆
责任印制：彭海波
出版发行：广东科技出版社
　　　　　（广州市环市东路水荫路11号　邮政编码：510075）
销售热线：020-37607413
https://www.gdstp.com.cn
E-mail: gdkjbw@nfcb.com.cn
经　　销：广东新华发行集团股份有限公司
印　　刷：广州市彩源印刷有限公司
　　　　　（广州市黄埔区百合三路8号102栋　邮政编码：510700）
规　　格：787×1 092mm　1/16　印张17.25　字数350千
版　　次：2019年3月第1版
　　　　　2024年11月第2次印刷
定　　价：59.00元

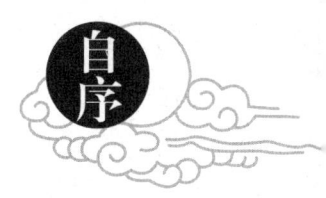

余自2013年后半年，在临床中深深体会到年运的变化对疾病的影响非常之大，正如《素问·六节藏象论》所言："不知年之所加，气之盛衰，虚实之所起，不可以为工矣。"

经大量临床实践，我们总结出了疾病的普遍规律之一为典型的阳明伏热与肾水不足并存，而形成这个矛盾的根本原因为土气不足、土不伏火。

对土的理解，依道法自然为据，我们总结为土之四度，即土之厚度、密度、湿度、温度。从土地的角度着眼，再依据"阳明阖，坎水足""肺为水之上源""土载木"之理，生生之源的增强和恢复重在土气的充实和健运，即恢复每个个体本自俱有的土之厚度、密度、湿度、温度，而重中之重就是解决土中太阴与阳明燥湿不济所形成的寒热虚实错杂这一矛盾。因"三阴统于太阴，三阳统于阳明""治太阴可保少阴""阳明居中主土也，万物所归，无所复传"，故本书以"中气与临床"命名。

临床上，立足太阴、阳明这一中气论治疾病，部分重病大病往往能取得意想不到的疗效。但六气为一气的变现，阴阳表里寒热虚实是相对的，根气、中气、萌芽是生命三要素，六气中的任何一气失常必影响其他五气，正如彭子益《圆运动的古中医学》提出的木气病包含"木木、木火、木土、木水、木金"五种类型，虽立足太阴、阳明之中气论治，必涉及另四个界面。书中对李可中医药学术思想之中气的理论进行了具体的阐述，并附典型临床病例，通过病例厘清每一条病机线路，再由博返约讲清每一次诊治的总病机、立足的三阴三阳界面及其方药，包括药物配伍和药量匹配之详细医理。

本书的完成得益于第二、三、四代门人的共同努力。大家以中医传承为己任，脚踏实地，立足临床，钻研经典，形成了集体参悟、讨论、取长补短的学习氛围。其实本书的初稿历时三年于2014年底已完成，又经过2015年至2017年大量的临床实践和理论参悟，反复地集体修改和校对，对书稿进行了不断地完善。书中所载病例来源于南方医院古中医科特需门诊及部分三代门人诊治的典型病例，病例的逐症分析、由博返约及师徒问答，体现了国家基地摸索出的中医师承之路的特色，体现了学习中医完全可以是学海无涯"乐"作舟，体现了年轻一代中医的后生可畏！

师承教育虽然强调一门深入，但笔者认为教育的意义并不在于简单的学习前人的经验和方法，而在于师者无私地引导、启发、点亮心灯，让每一位后学之辈打开自己与生俱有的悟性，走出每一个人自己的中医之路。祖国医学博大精深，穷尽一生亦难究竟。管窥之见，诚挚希望中医同仁不吝赐教。

感谢南方医科大学南方医院的各级领导，感谢医院所有同仁，是你们为中医传承搭建了这个平台，此生定以"复兴中医，舍我其谁"为己任，发展基地的师承教育，使其在缩短年轻中医成长周期和提高临床医生纯中医诊治疑难杂病能力方面取得更加辉煌的成绩。

吕英

2017年10月22日于羊城

# 目录
Contents

# 第二章 李可中医药学术流派国家传承基地
## ——明医堂方剂及方解 / 61

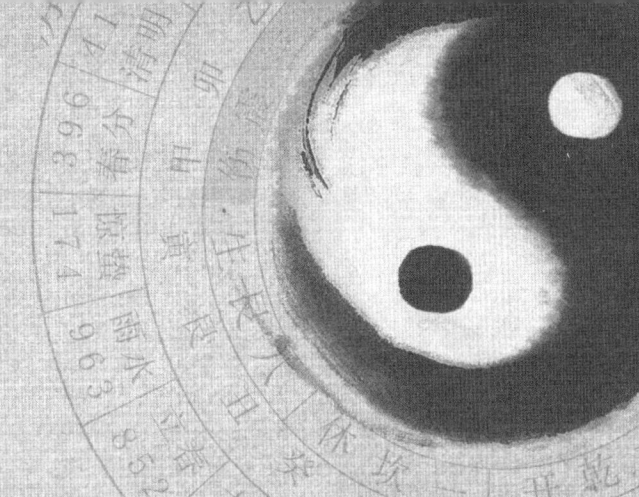

# 第一章
## 人身无处不中气

土能生万物，无土不成世界。

人身之中土即脾胃——中气，中气
左升右降，斡旋运转不停，五脏得养，
生生不息，此即运中土，溉四旁，保肾
气法。

# 第一节 什么是中气

什么是中气？我们不妨先来看看"中"字的结构，一方框加一竖。

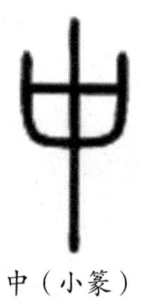

中（小篆）

"中"字在《说文解字》里的解释是这样的："中，内也。从口、丨，上下通。"

上下通是什么意思呢？按照中国传统文化的理解，"天地者，万物之上下也""积阳为天，积阴为地"，上下之通，即天地阴阳的交通，上通于天，下通于地，中通于人。

换句话说中字这一竖犹如定海神针，可代表这个方框的轴心、中轴，暗含天圆地方之意。

气在此时空运行，犹如进入时光隧道，其气旋运动景象大则如银河系的中心图，小则如人体DNA的螺旋结构图。此即笔者对中气的理解。

中气乃元气所生。中气如轴，四维如轮。在不同时空对应不同的名称及其相应功能：土气、中轴、中气、中央戊己土、脾胃。

在师父李可老中医于戊子年腊月廿七（2009年1月22日）给第三代门人寄语中专门提到：

人身无处不中气。

土能生万物，无土不成世界。

同理，人身之中土即脾胃——中气，中气左升右降，斡旋运转不停，五脏得养，生生不息，此即运中土，溉四旁，保肾气法。

治本气之伤，须分轻重缓急。

有胃气则生，无胃气则死，保得一分胃气，便有一线生机。理中汤，桂附理中汤。

太阴之伤，损及少阴，阳根将拔，生死关头，救阳缓急。大破格，保得一丝阳气，便有一线生机。

我一生的体悟，粗略如上。

师父李可老中医对第三代门人的寄语

师父所言"有胃气则生，无胃气则死，保得一分胃气，便有一线生机。理中汤，桂附理中汤"的胃气包括了太阴和阳明两个界面，依据"戊癸化火"及"肾为胃之关"之理，我的临床体会是，对于胃气将败，水湿内停，甚则泛滥的部分患者，需同时兼顾釜中火与釜底火，关键在于药量的匹配。

人身无处不中气。中气是认识生命和疾病的一个重要方面，因为人只活一口气。这口气大而无外，小而无内。从宇宙观到生命观再到疾病观，经过多年临证体会和对四部经典以及历代医家学术精髓的参悟，本书对中气所对应的象总结为先天八卦之坤卦，后天八卦之坤、艮两卦，河洛之中数5，太阴，阳明，肺，胃，三焦，甲胆10个方面，并体现在书中36个病例的诊治中。

清代黄元御在《四圣心源·卷四·劳伤解》中这样描述中气："脾为己土，以太阴而主升；胃为戊土，以阳明而主降。升降之权，则在阴阳之交，是谓中气。胃主受盛，脾主消化，中气旺则胃降而善纳，脾升而善磨，水谷腐熟，精气滋生，所以无病。脾升则肾肝亦升，故水木不郁；胃降则心肺亦降，故金火不滞。火降则水不下寒，水升则火不上热。平人下温而上清者，以中气之善运也。"

中气衰则升降窒，肾水下寒而精病，心火上炎而神病，肝木左郁而血病，肺金右滞而气病。神病则惊怯而不宁，精病则遗泄而不秘，血病则凝瘀而不流，气病则痞塞而不宣。四维之病，悉因于中气。中气者，和济水火之机，升降金木之轴，道家谓之黄婆。婴儿姹女之交，非媒不得，其义精矣。医书不解，滋阴泻火，伐削中气，故病不皆死，而药不一生。盖足太阴脾以湿土主令，足阳明胃从燥金化气，是以阳明之燥，不敌太阴之湿。及其病也，胃阳衰而脾阴旺，十人之中，湿居八九而不止也。"

胃主降浊，脾主升清，湿则中气不运，升降反作，清阳下陷，浊阴上逆，人之衰老病死，莫不由此。以故医家之药，首在中气。中气在二土之交，土生于火而火死于水，火盛则土燥，水盛则土湿。泻水补火，扶阳抑阴，使中气轮转，清浊复位，却病延年之法，莫妙于此矣。"

师父李可老中医提出："阳明之燥热永不敌太阴之寒湿。"此言立足"阴为阳之基"，五脏为人身之核心。三阴对应的五脏是生身之本，六腑为五脏输送传递能量信息，皮肉筋骨脉、五色、五味、五志、五液等均为五脏之应，体现为就中气之太阴、阳明对应一脏一腑、一阴一阳而言，阳明从中，燥从湿也，故师父之言的立足点是领会这句话的关键，但临床实践应结合年运、个体禀赋规律、疾病规律灵活运用。明医堂之浚源方（参见"第三章第三十六节皮肌炎"），就是通过健运太阴之力对治津、液、精、血亏虚而致燥气过盛之阳明证，如小儿便秘、小儿厌食、小儿湿疹、成人长期口臭及部分癌症患者放化疗后纳差、便秘、疲劳等症，均取得良好效果。

师父李可老中医提出："阳明之降乃人身最大降机。"此言立足人身之气运行规律先降后升，与运气学中主气规律一致。笔者经过临床实践及经典理论互参，体悟出"阳明阖，坎水足"这一天地生命规律。此观点一源于春生夏长秋收冬藏一气周流，即四季五方一元气；二源于脾胃中气如轴，轴运轮转，轴停轮止，生命终结。故胃气一降，诸气皆降。正如彭子益《圆运动的古中医学·生命宇宙篇》中所言："河图表示宇宙造化，中气居沉浮升降之中。中气之成，在沉浮升降之后。而中气之用，又皆寓于沉浮升降之间。升者，所以使沉的不可再沉。降者，所以使浮的不可再浮。中气者，升降之枢轴也。"这一观点与来氏太极图反映的本体一致。来氏太极图与双鱼太极图不同，其中间一圆圈为两鱼眼的本体，其内阴阳气机连续不断、缠绕不息。本体内存在先天气，本体中气运转即产生阴阳螺旋缠绕，从而再产生四象、八卦……生生不息。

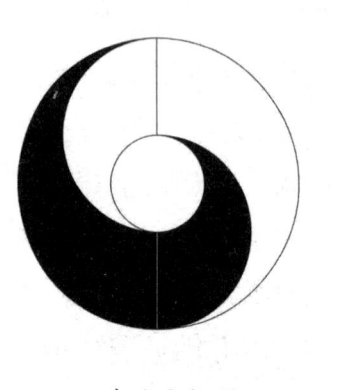

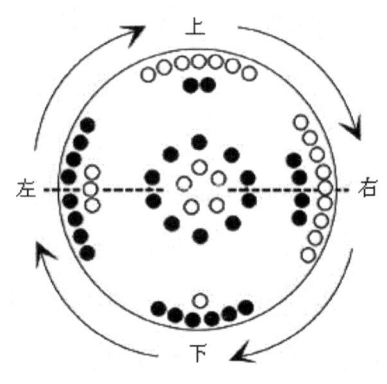

来氏太极图 　　　　　　　　　中气为升降之枢轴

人身之气，先降后升，此观点在临床中一可对治右降不力和（或）不利所致诸证；二可对治三阴本气不足，但已出现"气有余便是火"之实热证，如肝脏重大疾患出现上消化道出血或胃底、食管静脉曲张有出血之端倪者，临床体会此时利用阳明主阖功能，增强右降之力，如旋复代赭汤、枇杷叶等可截断病势；三可对治缘于右降不力而致的左升不及，因一气周流，金生丽水，右降气机的恢复，厥阴风木自可达和缓有序地升发，如芍药甘草汤治疗部分顽固性头痛、眩晕取效之理。

清代陆懋修在《世补斋医书·＜伤寒论＞·阳明病释四卷》中提出"土为万物所归，无所复传。治苟如法，病无不愈。此即阳明无死证之理"。笔者通过临床实践与理论互参，提出《伤寒论》第184条"阳明居中，主土也，万物所归，无所复传"是回归生生之源的六条捷径之一，临床意义在于对治急危重症疑难杂病，部分可尽早截断病势。

立足太阴、阳明认识中气，依据标本中"太阴之上，湿气治之，中见阳明；阳明之上，燥气治之，中见太阴"及开阖枢"太阴主开，阳明主阖"之理，临床体会中气升降失常、燥湿不济、清浊相干为许多疾病的共同病机。一如湿温，最易理解的方剂为苍术白虎汤、三仁汤等；二如喻嘉言的"逆流挽舟法"用人参败毒散治痢疾，此方涉及太阴、阳明两个界面，对治风、寒、湿内陷太阴为主，伴有轻微阳明热化之征，临床常用此方治疗肠易激综合征、慢性结肠炎等疾病；三如李东垣的升阳散火汤，风药的使用也与太阴、阳明相关，如方中之防风，除了禀土运之专精，治周身之风证，又具疏散脾经伏火之功；四如张锡纯之升陷汤，对治大气下陷之证，方中药物配伍立足于太阴阳明这一中气；五如《伤寒论》厥阴病篇之麻黄升麻汤，笔者认为方中干姜、白术、茯苓、炙甘草组药对治太阴湿病机线路，知母石膏配伍对治阳明经热病机线路，且二者是临床许多疾病互为影响常见的病机线路；六如《金匮要略·中风历节病脉证并治第五》中的桂枝芍药知母汤，方用白术涉及太阴湿寒之病机线路，知母涉及阳明经热病机线路；七如清代杨栗山《伤寒瘟疫条辨》之升降散，此方对治郁热有"降、泄、疏、散、透"五字之功，阳明气血分伏热用大黄对治，太阴所主四肢经脉不通用姜黄对治。

中医学是一门研究生命的学问，是中华先贤留给炎黄子孙的伟大宝库。中医理论的学习重在实证体悟。

# 第二节　中气与"气一元论"思维

一本摄万殊，一本散万殊。

气是宇宙天地的本原，万物之气统属于天地一气。万物的生成是气的聚合，万物的消灭是气的离散。

验之于人身，此气则为生命之元气。《气一元论与中医临床》一书中已提出上述中气的概念。

中气为李可中医药学术思想七大要点之一，依六气为一气（元气）的变现之理，本书虽以中气与临床为切入点，但诊治时应回归至气一元论。

以气一元论为基础，经过临证实践和师徒共同参悟，逐渐总结出李可中医药学术思想七大要点及吕英中医思维体系，详述如下。

## 一、李可中医药学术思想七大要点

### （一）气一元论

回归汉代以前的中医之路，用《神农本草经》《黄帝内经》《难经》《伤寒杂病论》四本经典指导下的理法方药诊治疾病，临证实践不分病种，不分年龄，按照仲景《伤寒杂病论》的太阳篇到厥阴篇（后人称之为六经）进行辨证论治。

六气为一气的变现。先天肾气与后天胃气互为其根。

### （二）元气

元气乃生命之本原，《易经·彖》曰："大哉乾元，万物资始，乃统天；至哉坤元，万物资生，乃顺承天。"《素问·宝命全形论》曰："天覆地载，万物悉备，莫贵于人。"元气包括人与生俱有的精、气、神三宝。

李可老中医概括为"坎中一点真阳乃人身立命之本。生命之奥秘全在于此，因此，一首四逆汤可通治百病。此论先天肾气"。

### （三）中气

中气乃元气所生。中气如轴，四维如轮。在不同时空对应不同的名称及其相应功能：土气、中轴、中气、中央戊己土、脾胃。

李可老中医认为："彭子益先生以易论医，创河图五行运行以土为中心论，中气为轴，十二经（五脏、六腑）经气为轮。轴运轮转，轴停轮止，生命终结。此论后天胃气。"

### （四）先后天两本——"火生土，土伏火"

李可老中医认为："先天肾气与后天胃气实乃乾坤两卦化合之混元一气。'火生土'是说先天一点真阳乃原动力，此火一动，四维升降各循其道，生命欣欣向荣。此火一熄，阳根被拔，生命终结。'土伏火'是说后天胃气（中气）乃先天肾气之根，生命之延续全赖中气之滋养、灌溉，土能生万物，无土不成世界。同理，人身之中土即脾胃——中气，中气左升右降，斡旋运转不停，五脏得养，生生不息，此即运中土，溉四旁，保肾气法。"

### （五）三阴三阳

一部《伤寒论》，一个河图尽之矣！
八法不可废，扶阳是真理！
三阳统于阳明，三阴统于太阴。

阳明之燥热，永不敌太阴之寒湿。

阳明之降乃人身最大降机。

阳气——

《易经·象》曰："大哉乾元，万物资始，乃统天。"

《素问·生气通天论》曰："阳气者，若天与日，失其所则折寿而不彰。"

李可老中医认为："人身上哪里看到阳气哪里就有病了，或者人身上哪里阳气不到哪里就有病了。"

## （六）根气

"人之元气，根基于肾。"

根气指元气在后天北方的体现，具生生之力，与《黄帝内经》中提到的"冬气""闭藏"同一内涵，包括了肾之"主蛰""封藏之本"之功能，可用后天八卦中的坎卦☵表示。

根气既包括阴，也包括阳。

人之生机以阳为主，即《黄帝内经》"阳生阴长，阳杀阴藏"之理。

## （七）萌芽

"人之元气，根基于肾，而萌芽于肝。肝为元气萌芽之脏。"物之既已扎根，萌芽即可反映物之生机，人身同理。故人身一气周流除了生发之力外，蓄势待发的萌发之力是否强健，是人之生机另一关键，此与"厥阴之上，风气治之，中见少阳"及"厥阴主阖""厥阴中化"同理，也是《黄帝内经》中"少火生气"功能的体现。

## 二、吕英中医思维体系

李可中医药学术流派国家传承基地成立以来，历经七年的师承教育，遵循以下几点开展传承工作。

### （一）师承规范

（1）师承之德：菩萨心肠，济世救人，我不入地狱谁入地狱才是佛陀的精神！

（2）师承方法：一门深入，实证体悟，脚踏实地，活学活用。

（3）师承方式：逐症分析，由博返约，通过病例讲医理。

（4）师承要求：传承祖国医学，弘扬中华文化；明医堂人的胸中、脑海、心田只有一个字——和！和，方能扎根；和，方能蓄健；和，方能承载；和，方能搏击天空；和，方能翱翔海洋；和，方能驰骋大地！

### （二）师承中医思维体系

在实践师承教育的过程中，笔者也体会到，缩短中医临床型人才培养周期的关键在于中医思维的建立。在继承李可老中医学术思想的基础上，结合历代医家的学术精髓，笔者提出了一元、两仪、三观、四律、五道、六径的中医思维体系。具体如下：

一元：即元气。

两仪：即阴阳两仪，以元阴元阳回归一气驾驭病机。

三观：以宇宙观参生命观，以生命观参疾病观。

四律：天地规律、生命规律、疾病规律与个体禀赋特殊规律。

五道：即气道、血道、水道、脉道、络道。

六径：临床参悟出回归生生之源的六条捷径及其代表用药如下（临

证时并不只局限于下述药和方）：

（1）火生土、土伏火——四逆汤类方。

（2）督脉——（大剂）黄芪。

（3）《伤寒论》第184条"阳明居中，主土也，万物所归，无所复传"——石膏、大黄。

（4）真阴——熟地黄。

（5）中脉——茯苓。

（6）甲胆——白芍（"少阳属肾，肾上连肺，故将两脏"）。

临证过程中，此思维体系实为一体。生命与疾病在不同的时空从不同角度切入会有不同的象，正如《素问·阴阳应象大论》所述。而如何一本摄万殊，以病机统万病，则可运用此中医思维体系分析，最终回归四季五方一元气论治。

在此中医思维体系的指导下，国家传承基地在师承教育中将理法方药与药方法理相互贯穿糅合，以明理为学习中医的第一要义！七年来，师承班学员通过在基地的学习，运用纯中医诊治疑难杂病能力得到显著提高，缩短了年轻一代临床医生的成长周期。

# 第三节 从不同的时空、立足点论述中气

## 一、先天八卦——坤卦

先天八卦以天地立极，正南乾卦以象天，正北坤卦以象地。

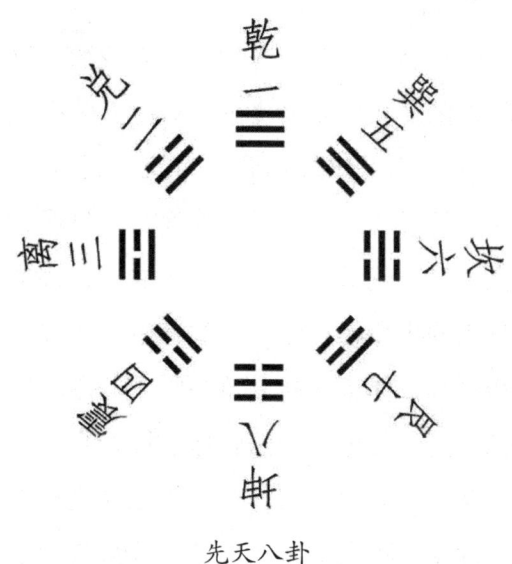

先天八卦

《周易·象》曰："天行健，君子以自强不息……地势坤，君子以厚德载物。"

《周易·象》曰："至哉坤元，万物资生，乃顺承天。"

天道（乾阳）的健运不息需要厚德载物的地阴（坤阴）恒顺方能化生万物，此即师父李可老中医提出的"土能生万物，无土不成世界"之意。

"大哉乾元，万物资始，乃统天；至哉坤元，万物资生，乃顺承天。"若坤地不能恒顺承天，则天地不合，世界上的生命就无法产生。只有坤元承天，乃能布宣，万物方成。

郑钦安《医理真传》谓："夫人身立命，本乾元一气，落于坤宫，二气合一，化生六子，分布上、中、下，虽有定位，却是死机，全凭这一团真气运行，周流不已。"

对应临床，就是天阳必须降于地阴之中，即坤卦恒顺乾卦，才能阴平阳秘，这就是我们常说的土伏火。仲景四逆汤是医圣用六经辨证指导下先天乾坤两卦在人身上的体现。

就人而言，是由身体和生命共同构成。人身活力对应的正是北方坎卦位，而坎中一丝真阳乃人生立命之本，对应五脏中之肾脏，对应主管人的生长壮老的天癸，而癸水又属肾，肾又属足少阴经，故少阴经之四逆汤对治的是人身的根本。又因手足同经一气贯通，足少阴肾经之经气与手少阴心经之经气一气贯通，心为君主之官，心主藏神，内经谓心者生之本也，而且人的生命得神者昌，失神者亡，故而四逆汤中，笔者认为炙甘草为君药。临证体会，炙甘草与附子的用药量为2∶1时，可达土伏火之功（详见《气一元论与中医临床》第77页）。四逆汤在《伤寒论》中见于太阳病及少阴病篇，实又对治了生命之根本。身与生，身与心，其本源为一，师父李可老中医提出的"凡病皆为本气自病，一首四逆汤通治百病，此论先天肾气"即此内涵。

到目前为止，此种"土伏火"参悟在临床上常用于治疗小儿各个部位的母细胞瘤，借助小儿稚阴稚阳、少火生气的生理特性，结合年运及每个小儿各自的个体禀赋规律，对治六气绞结之肿瘤巢穴内用常规方法难以清解的邪火，或患儿无明显诱因出现的各种火热燥之症，确有殊效。

## 二、后天八卦——坤卦、艮卦

先天的格局一打破，天左旋、地右转，这就形成了后天世界。先天为本，后天为用。

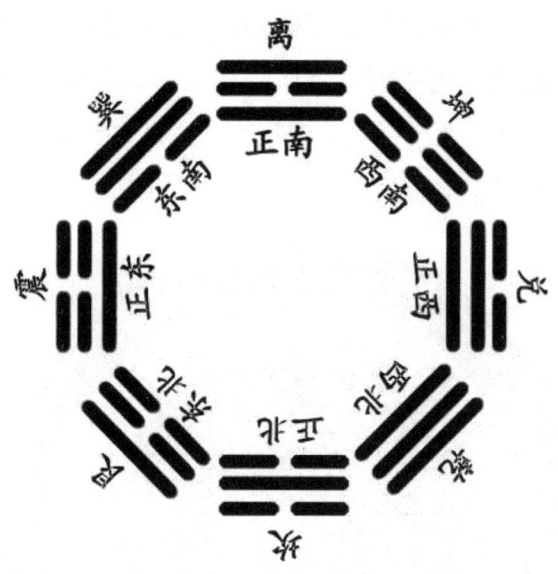

后天八卦（从内向外看）

### （一）坤卦与中气

在后天八卦中，坤卦位处西南，对应主气[1]中四之气（太阴湿土），此时的湿土之气除了长养万物的作用外，更为重要的是其濡养万物及其向内、向里、向下的裹撷渗灌之力，即土之生、化、运、载之力。人以水谷为本，后天坤卦对应的中气在临床的指导意义极大，结合

---

[1] 主气：即主时之气，用来说明一年中二十四节气气候的正常规律，每年都固定不变。主气的次序亦是恒按五行相生之序而运行。初之气（厥阴风木）——二之气（少阴君火）——三之气（少阳相火）——四之气（太阴湿土）——五之气（阳明燥金）——终之气（太阳寒水）。

《素问·六节藏象论》一脏五腑之至阴[1]的理解，在临床实践中提高了溃疡性结肠炎、肠易激综合征、克罗恩病等的治疗效果。

道法自然，生活中人们将后天八卦之坤卦对应的土称作"沃土"。通过近两年的参悟，笔者认为"坤卦沃土"对应了《灵枢·决气篇》的精、津、液、血、气之基本概念及其作用。基于这一参悟，明白了《神农本草经》所说的地黄逐血痹，及张志聪《本草崇原》认为地黄补土之专精的功用，受此启发，才有了明医堂泥丸方、精津液方的面世。下面以泥丸方为例，简要述之。

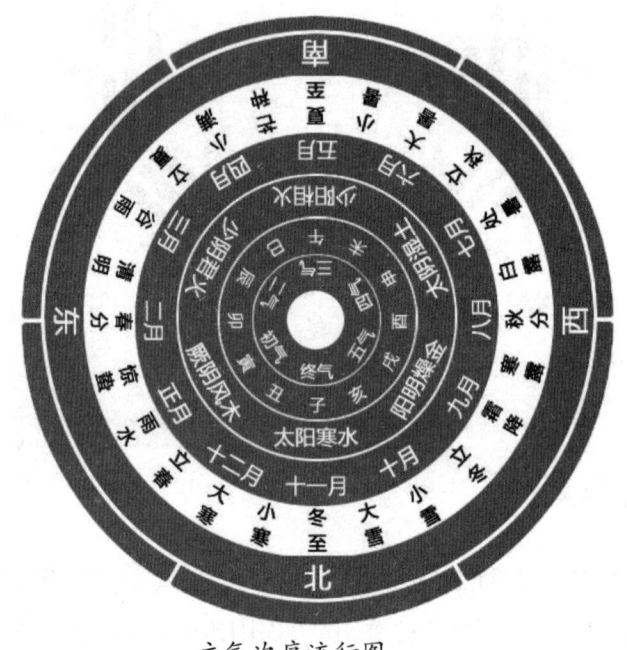

主气次序流行图

泥丸方由熟地黄、半夏、五味子等组成，对应的病机为肺、脾、肾阴液不足，燥热内停，肺胃失降，热扰心神。依据《本草崇原》"（地

---

[1] 一脏五腑之至阴：一脏指脾，五腑指胃、大肠、小肠、三焦、膀胱。《素问·六节藏象论》曰："脾胃大小肠三焦膀胱者，仓廪之本，营之居也……此至阴之类，通于土气。"

黄）禀太阴中土之专精，兼少阴寒水之气化。得少阴寒水之精，故填骨髓，得太阴中土之精，故长肌肉"，故师父李可老中医认为地黄经九蒸九晒之后含"坎中一点真阳"之少火之力。"五味子能启肾脏之水精上交于肺"，临床体会，五味子可收敛、转化五方不归位之邪气，并借助土气把恢复的元气归入土下水阴中。半夏降肺胃，虽性温但其味辛质胶黏，辛开之力极强，可打开土中之阳明燥结，以达辛以润之之效。

### （二）艮卦与中气

艮卦位处东北对应主气中的部分终之气（寒水之气）、部分初之气厥阴风木之气，故此土的作用重在萌芽的蓄健，即"土载木""土伏火"的双重作用。因为"厥阴阖则开太阳"一日天地之气的运行规律，艮卦的蓄健之力越强，厥阴风木和缓有序的升（生）发之力越强，对应了"一年之计在于春""一日之计在于晨"之理。

艮卦对临床诊治疾病的指导意义：①依据人身之气左升右降之理，加强艮卦的蓄健可对治厥阴风木疏泄失常病机对应的疾病；②依据"土载木""土伏火"之力，加强艮卦的蓄健可对治先天坤卦不能恒顺天阳的邪火。

### （三）典型病例——反复口腔溃疡

刘某，44岁，女。

**初诊：**2018年2月8日。

**主诉：**反复口腔溃疡23年，再发6天。

**病史：**患者23年来反复出现进食辛辣、干果、煎炸类食物，熬夜，精神紧张后即出现口腔溃疡，近1年明显加重，短则1周、长则近30天方可痊愈，自行服用西瓜霜、牛黄解毒丸，溃疡不能缓解，且服用牛黄解毒丸后出现大便稀烂。2月2日因进食辛辣食物出现左侧颊黏膜、舌边、舌尖多处溃疡且疼痛剧烈，服用清热解毒药及外用药无效至今；口黏，不思饮；平素精神易疲劳，怕冷；汗出无异常，纳眠可，大便调，夜尿1～3次20余年；每年秋季必出现唇干、脱皮；怀孕3次，生产2次，流产1次，月经调，5/30天，末次月经：2月2—7日，痛经（－），血块（－），血量可，色鲜红；20年前出现甲状腺功能减退，规律服优甲乐（75mg，每天2次）至今；舌淡，苔薄白，边有齿痕，体偏胖；脉沉。

诊断：①口腔溃疡；②甲状腺功能减退。

方药：熟地黄120g、白术90g、乌梅30g、五味子10g、人参30g、升麻30g、石膏30g、柴胡10g、桔梗10g、炙甘草15g、姜炭10g。

3剂。每日1剂，每剂加水1500ml，一直文火煮1.5小时，煮取150ml，分1日，每日3次服。

[逐症分析　由博返约]

（1）患者因燥热、劳累及紧张反复出现口腔溃疡23年，近一年服用西瓜霜、牛黄解毒丸溃疡不能缓解且出现大便稀烂，并有20年甲状腺功能减退病史，提示如下：①阴阳俱损但以阴分不足、火邪为害为主，包括先天坤卦不能恒顺承天对应之土失伏火；后天八卦之西南坤卦对应之土气不足、阴精化生异常、君火不明；后天八卦之东北艮卦对应之蓄健生升失常、乙癸同源不足；河图洛书中5对应之中气不足、斡旋失常，故首选熟地黄、白术对治。配乌梅五味子同时对治异常的君相二火。②厥阴中气同时下陷并内生寒湿、郁而化热化火，及肉气不足无力托透腐气致火毒内陷至一脏五腑至阴土中，部分邪热深伏于《伤寒论》第184条对应的阳明界面，故在白术托腐生肌的同时，配乌梅石膏对治离位相火和阳明经热，同时可恢复厥阴、阳明主阖的功能，阳明阖则坎水足，元气增强，厥阴阖则开太阳，邪有出路。

（2）此次进食辛辣食物口腔溃疡发作，口黏、不思饮，每年秋季唇干，易脱皮等情况，说明土之气、精、津、液不足，对应土金合德之肺胃的部分功能失常，再结合病机线路（1）说明存在阳明经伏热与肾水不足互相影响的病机线路，此为选用熟地黄、石膏、五味子、乌梅、人参、炙甘草之理。

（3）精神易疲劳，说明根气、萌芽生升不利，因阳明火盛并内陷至一脏五腑之至阴土中，故选柴胡、升麻、桔梗三药，升提中气，升散火邪。因重用了熟地黄120g并配伍术、参、炙、草，故升麻重用30g。

（4）平素怕冷、夜尿1～3次，属阳明伏火致壮火食气，元阳被伤，卫气失用，三焦膀胱气化不力。结合近一年口腔溃疡服用牛黄解毒丸后溃疡不能缓解且出现大便稀烂。依三阴统于太阴、肺外合皮毛、肺为水之上源之理，加之阴分不足，故选甘草干姜汤温益太阴之阳，加强阳气的功能而无伤阴之弊。

（5）舌淡暗苔薄黄、边有齿痕、体偏胖、脉沉，说明阴阳俱损、湿郁化热。

**复诊：2018年2月11日。**

服药后，左侧颊黏膜、舌边溃疡疼痛消失，舌尖溃疡好转80%，口黏感明显减轻；纳、眠、大便调同前；夜尿同前，仍为1～3次；舌淡暗，苔薄黄，齿痕体胖消失；脉沉。

方药：熟地黄120g、白术90g、乌梅30g、五味子10g、人参30g、升麻40g、石膏50g、柴胡10g、桔梗10g、炙甘草20g、姜炭10g、蒸附片10g。

5剂。每日1剂，每剂加水1500ml，一直用文火煮1.5小时，煮取150ml，分1日，每日3次服。

**［按］**

患者服药后多年的主症减轻80%，说明土中的火热燥邪大部分转化归位，生生之源增强，故此诊守方。因夜尿同前，结合前诊病机，故加蒸附片温益元阳，炙甘草加至20g，厚土伏火；遗留之舌尖溃疡，苔薄黄，说明体内深伏阳明经邪热及土中内伏郁火，故以石膏、升麻加量来对治。

## 三、河图中轴（以黄芪为代表阐释）

伏羲时，有龙马出孟河，其背有点：二、七在前；一、六在后；三、八在左；四、九在右；五、十在中。这就是我们说的河图。

后人多以象数记之：

天一生水，地六成之。地二生火，天七成之。天三生木，地八成之。地四生金，天九成之。天五生土，地十成之。

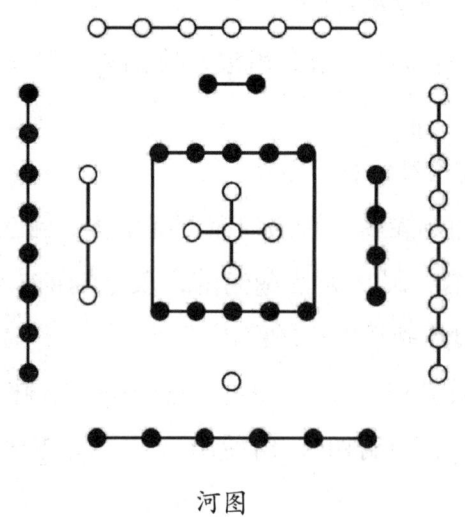

河图

河图表现的是天地顺生无为之道。在河图中，生数始于"一"而终于"五"，复归于"中"；成数始于"六"而终于"十"，亦复归于"中"；各方生数加中宫"五"皆得各方成数；白圈黑点代表阴阳二气皆围绕中宫成漩涡形运动而不及中宫，此正与事物之外部形态相合，如天文望远镜中发现银河系之漩涡、水中礁石之漩涡、人类手上指纹之涡纹。

河图对应先天，以"五"为中心，反映的是无土不成世界，即《圆运动的古中医学》中描述的"（河图）中央五点，加五点为十点，代表中气为阴阳化合的圆运动个体的枢轴。下方一点加五点为六点，代表沉气之中有中气。沉气之中有中气，则下沉仍然上浮，以成其为圆运动。上方二点加五点为七点，代表浮气之中有中气。浮气之中有中气，则上浮仍然下沉，已成其为圆运动。左方三点加五点为八点，代表升气之中有中气。升气之中有中气，则左升仍然右降，以成其为圆运动。右方四点加五点为九点，代表降气之中有中气。降气之中有中气，则右降仍然左升，以成其为圆运动"。

立足河图对中医的指导，关键是中轴及中轴内之轴心的强、健、稳的斡旋之力，笔者临床体会在《神农本草经》之上品药物中，有一药正是这一作用的典型代表——黄芪。其既禀土气又具少火生气之力，可作用于五脏六腑，临证总结归纳为：运大气、定中轴、健中气、充里气、实肉气、厚土气、托腐气，不同的药量能体现不同的功效。针对中轴，具体药量使用体会如下：

（1）120~500g，重剂。临证时治则为九字方针：运大气，定中轴，健中气，正如生活中，农民种地前需犁地翻土，以求尽可能发挥土之长养农作物之力，临床上大剂量的黄芪通过此种"翻土"的作用能将患者土气变得"肥沃"，以发挥土之生、化、运、载之功。

（2）6~18g，小剂。部分疑难杂病中，恢复中轴斡旋之力犹如恢复"钟摆"的摆动，可用"小荷才露尖尖角"理解此种作用力。如癌症晚期出现中焦阻格、大小便不通的患者，应用张锡纯升陷汤送服五苓散对治时，升陷汤中的黄芪用量即为18g。

河图中的五行对应的生成数之差刚好为五，说明土无处不在，土能生万物，土之生、化、运、载四个作用缺一不可，即人身无处不中气。

每一方生成数阴阳相合，对应人身相表里之一脏一腑，气机升降相因，各因差数五之数术自成一圆运动，周而复始，此周流不止的气旋运动正如《四圣心源》所云："阴阳即中气之浮沉。分而言之，则曰阴阳，合而言之，不过中气所变化耳。"

## 四、洛书中轴

大禹治水时，有神龟出洛河。龟背上有纹，纹弧呈同心状，从中心向四周展开，过中划分共分为八块，每一块各占1/8左右的夹角。各块的纹弧数不同，一纹近尾，九纹向首，三纹近左肋，七纹近右肋，四纹近左肩，二纹近右肩，六纹近右足，八纹近左足，五纹组成断续的近似圆位于中。这就是我们说的洛书，后人以形象记之以：

戴九履一，左三右七，二四为肩，六八为足。

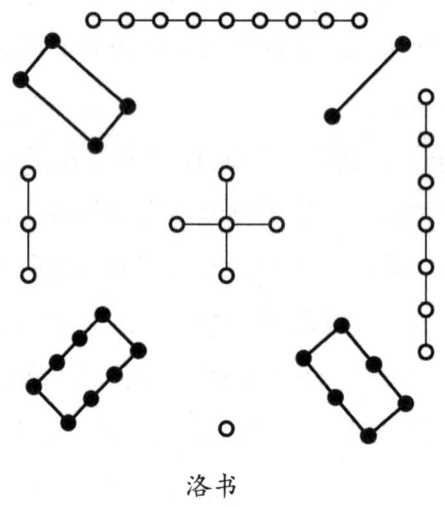

洛书

洛书对应后天，是河图的用。

将后天八卦之数转化，就形成了我们现在常说的九宫之数。

以九宫数可以发现，四条通过中心的直线相乘之积是5的倍数，四角数乘中数为10的倍数，纵横斜线上数之和均是15。

| 4 | 9 | 2 |
|---|---|---|
| 3 | 5 | 7 |
| 8 | 1 | 6 |

九宫之数

洛书中心之5可理解为地球的中心。由中心到地表的整个地层的变化不脱离5，此亦是"土能生万物，无土不成世界"之理。对应到人身上，人以水谷为本，凭借的是脾胃功能的健运，以化生气、血、阴、阳、津、精、液。

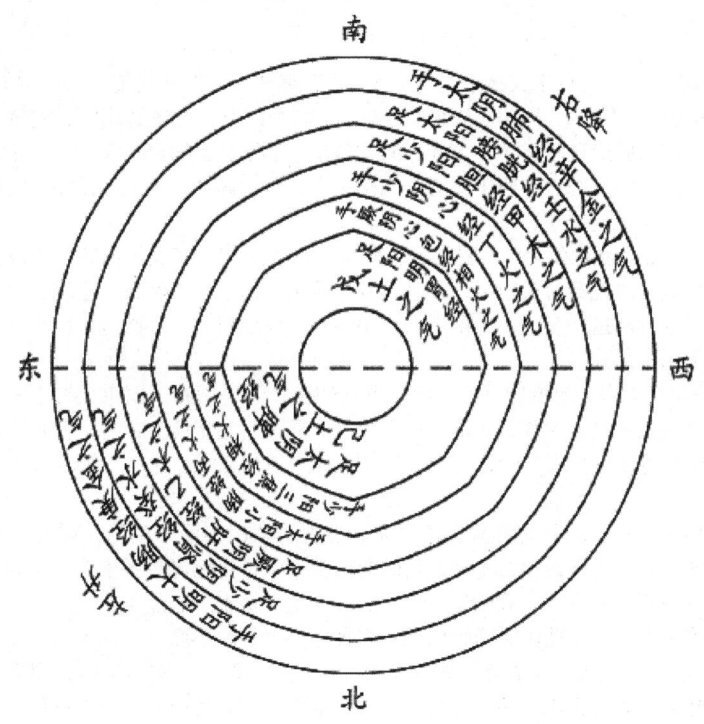

十二经气圆运动图

结合洛书与十二经气[1]圆运动图，笔者认为人这个物种所禀赋土气的差异可分为手太阴肺经辛金之气、足太阴脾经己土之气、足阳明胃经戊土之气；此三者当中任意一者、二者或三者皆可出现寒热虚实不同的组合。这对临床的指导意义重大，如食用相同的燥热之物，部分人出现大便干结（戊土燥气太过）；部分人则出现稀黏状大便（土中燥湿二气皆偏盛）；还有部分人出现咽痛咳嗽（手太阴肺虚、燥、热）等。

　　依据"天道左旋，地道右旋"之理，洛书的奇数顺序对应了天道的左旋，偶数对应了地道的右旋；因"九九归一"，故在1到10十个自然

---

[1]　　十二经气：即运行于人体十二经脉之气，反映十二经整体功能。

（1）手太阴肺经为辛金，手阳明大肠经为庚金。肺为阴脏，大肠为阳腑，同秉大气中金气而生。金主收敛，肺经自胸走手，主降，其收敛由上而下，大肠经自手走头，主升，其收敛由下而上，以成一圆运动。太阴阳明者，太阴湿土，阳明燥金。大肠经秉阳金之气，肺经秉阴金之气兼秉阴土之气。

（2）足太阳膀胱经为壬水，足少阴肾经为癸水。肾为阴脏，膀胱为阳腑，同秉大气中水气而生。水主封藏，膀胱经自头走足，主降，其封藏由上而下，肾经自足走胸，主升，其封藏由下而上，以成一圆运动。太阳少阴者，太阳寒水，少阴君火。膀胱经秉阳水之气，肾经秉阴水之气兼秉阴火之气。

（3）足少阳胆经甲木，足厥阴肝经乙木。肝为阴脏，胆为阳腑，同秉大气中木气而生。木主疏泄，胆经自头走足，主降，其疏泄由上而下，肝经自足走胸，主升，其疏泄由下而上，以成一圆运动。少阳厥阴者，少阳相火，厥阴风木。肝经秉阴木之气，胆经秉阳木之气兼秉相火之气。

（4）手少阴心经丁火，手太阳小肠经丙火。心为阴脏，小肠为阳腑，同秉大气中火气而生。火主煊通，心经自胸走手，主降，其煊通由上而下，小肠经自手走头，主升，其煊通由下而上，以成一圆运动。少阴太阳者，少阴君火，太阳寒水。心经秉阴火之气，小肠经秉阳火之气，兼秉阳水之气。此心火乃太阳寒水封藏之大火，故小肠经，称太阳。

（5）手厥阴心包经相火，手少阳三焦经相火。心包为阴脏，三焦为阳腑，同秉大气中相火之气而生。相火有燔灼作用，心包经自胸走手，主降，其燔灼由上而下，三焦经自手走头，主升，其燔灼由下而上，以成一圆运动。厥阴少阳者，厥阴风木，少阳相火。三焦经秉阳性相火之气，心包经秉阴性相火之气兼秉阴木之气。

（6）足阳明胃经秉戊土，足太阴脾经己土。脾为阴脏，胃为阳腑，同秉大气中土气而生。土主运化，胃经自头走足，主降，其运化由上而下，脾经自足走胸，主升，其运化由下而上，以成一圆运动。阳明太阴者，阳明燥金，太阴湿土。脾经秉阴土之气，胃经秉阳土之气兼秉阳金之气。

数中不用10，因洛书是用，故其数理反应的是后天事物的变化，应用之广不可胜数。

立足中气这个前提，洛书对临床的指导最新参悟如下：

（1）就生、成数而言，"生者在内而握机"犹如万物生命之根重在封藏，对应生数一之理；"成者在外而具体"犹如必须借助秋天敛降之力才有瑞雪兆丰年。故右降道路的通畅是封藏的根本。洛书中右用成数七正是事物本自具有的规律。每一个人离开母体第一声啼哭建立了自身的气立，这是人类的生命共同规律之一。此啼哭是肺主呼吸的体现，是人身之气先降后升之理，也是一日子午流注寅时肺经当令之理。但升降之枢纽在于中气，而肺本身属手太阴。若能如此理解中气及气机之升降出入，在临床上治疗部分更年期妇女火热燥在上的失眠、多汗等症，则可借助土之承载之力，加强气机右降道路的力量，比单纯采用镇潜、安神之法更易奏效。

（2）通过对洛书的参悟，在临床上应用"天道左旋，地道右旋""土生金""金生水""水生木"之理论，可同时对治金气失降及木气失升所导致的疾病，如部分人的便秘、乏力可用淮山、菟丝子两味药对治。

淮山补土生金，金生丽水，增强肺之化源之力；菟丝子补肾填精，鼓舞肾气，托透伏邪。两者合用，依乙癸同源之理，使肺金右降，坎水乃足，肝木得升。

（3）洛书中心之"五"对应中气的斡旋之力，临床总结出45～120g的黄芪可起到此作用。黄芪之用主要体现为"健中气、厚土气"，明医堂方经典方中黄芪的用量120g即为此理。次为"实肉气、托腐气"，即明医堂方十味神效散中黄芪的用量60g之理；对于体弱者、小儿、老年性不全肠梗阻病机存在中气斡旋不力，则黄芪用量为60g；若以水道、气道不利为主要病机（如癃、闭、水肿），则黄芪用量为

45g，升提中气可利水。

（4）临床某些药物用量为120g的机理：洛书直线中三数相乘最大是$4 \times 5 \times 6 = 120$；对应到后天八卦，4为东南巽卦——起点，6为西北乾卦——终点，5为中心；又根据《素问·阴阳应象大论》"天不足于西北，地不满于东南"之理，笔者参悟出$4 \times 5 \times 6 = 120$这个数反映了天地一气化合运行的最小能量场。之所以认为其是"最小能量场"，是因为人身一气周流实乃多维的圆运动，而此认识是三维内肉眼可见最直观、最直接、最易理解的。

目前临床体会最深的药物为禀赋土之气、液、专精的黄芪、白术、生地黄、熟地黄。临床总结出这些药物120g的用量可加强土中太阴、阳明燥湿二气的相济，间接达到厚土伏火、益土载木之功。如120g生地黄在临床使用时针对脉内阴、血、液不足，血热伴脉外卫气失用；若从《灵枢·邪客》角度来认识，"五谷入于胃也，其糟粕、津液、宗气分为三隧"，此营卫不和对应临床中部分宗气"贯心脉，行呼吸"功能的失常。

在师承教育中，弟子们对于生地黄和炙甘草汤的临床应用难以把握，故在此详述笔者在临床中的参悟。

生地黄的临床应用极其广泛。①从叶桂的卫气营血辨证角度而言，生地黄对应血分阶段，除了典型的犀角地黄汤对治血证，导赤散对治的口腔溃疡也属此理。②王好古《此事难知》中记载的由张元素所创的九味羌活汤治疗"感受风寒湿邪，恶寒发热，无汗，头痛项强，肢体酸楚疼痛，口苦而渴"之太阳证，此方分经论治不再赘述，但方中生地黄与黄芩、甘草、川芎配伍即源于营阴营血不足、寒热夹杂。③李杲用生地黄治疗"上下牙痛""头脑满热"等症的机理为阳明胃多气多血及胃为戊土属阳喜润恶燥。④《温病条辨》中的一甲复脉汤、二甲复脉汤、三甲复脉汤、大定风珠治疗下焦温邪深入、阴分受损，此四方均用生地黄，共同病机为阴损生热。

结合以上认识，笔者认为生地黄在临床中对应的营血分不足化热犹如生活中油着火之理，其处理方式之一为加同样的油以熄之，加水无用。

《伤寒论》炙甘草汤中生地黄用量为汉代的一斤，相当于现代的250g。此方又名复脉汤，笔者结合《黄帝内经》几条原文[1]参悟出生地黄配伍桂枝、炙甘草、清酒的阴阳相配既可恢复行于脉中的"营"（营阴、营血、营气），又可恢复行于脉外的卫气，此乃立足大的营卫调和而言。

对于《金匮要略·血痹虚劳病》及《千金翼》炙甘草汤"虚劳不足，汗出而闷，脉结悸，行动如常，不出百日，危急者十一日死"条文，笔者认为其病机为虚多邪少，气血阴阳俱不足，犹如灯火虽明，却有油灯枯竭之势。

对于《金匮要略·肺痿肺痈咳嗽上气病》及《外台秘要》记载的炙甘草汤"肺痿涎唾多，心中温温液液者"条文，笔者认为其病机为脉内营阴营血的不足并化热，脉外卫气失用表现为卫气不能宣发于上焦，气不化水而成涎唾。

《易经》是一部赅备万物、圆融周详、反映中华民族智慧与文明的宝典。《易经》中既非唯物、亦非唯心的心物一元论，真正体现了中与和的境界。其集恢宏、广博、客观、实用、灵动、精微、时间与空间于一体，是天地间学问之总源泉，是全人类文化的总纲领。来源于《易经》的先后天八卦及河图洛书是中国文化智慧之结晶。笔者目前参悟到的先后天八卦、河图洛书对中医临床的指导尚不及沧海一粟，《易经》

---

[1]　几条原文：①《灵枢·决气》："何谓脉？岐伯曰：壅遏营气，令无所避，是谓脉。"②《灵枢·营卫生会》："营在脉中，卫在脉外，营周不休，五十度而复大会，阴阳相贯，如环无端。"③《灵枢·邪客》："故宗气积于胸中，出于喉咙，以贯心脉，而行呼吸焉。营气者，泌其津液，注之于脉，化以为血，以荣四末，内注五脏六腑，以应刻数焉。卫气者，出其悍气之慓疾，而先行于四末分肉皮肤之间，而不休者也。"

对中医思维的建立具有其他书籍无可替代的作用。

## 五、太阴与中气

### （一）太阴与中气

笔者从11个角度对太阴的参悟如下：

（1）太阴对应土气，人身之生机是否旺盛，全赖土气之生化运载，与师父李可老中医提出"无土不成世界，土能生万物"同理。

（2）太阴对应《素问·六节藏象论》"脾胃大肠小肠三焦膀胱者，仓廪之本，营之居也，转味而入出者也，其华在唇四白，其充在肌，其味甘，其色黄，此至阴之类，通于土气"之太阴，体现的正是土气的生化运载之力。

（3）太阴对应中央戊己土，此乃立足十天干与五行的对应来理解。

（4）太阴对应中气，亦即彭子益先生提出的"经气如轮，中气如轴"。

（5）太阴对应中轴，即十二经气圆运动图之中心。中轴稳健，则一气周流的圆运动才能正常升、浮、降、沉，笔者运用大剂量黄芪定先天中轴、大剂量白术定后天中轴即是此理。

（6）太阴对应轴心，因物有轴、轴有心，临床中中脉方的运用即为此理。古希腊物理学家阿基米德说"给我一个支点，我可以撬起地球"的立足点正是此轴心。

（7）太阴对应十二经气圆运动图之足太阴脾经己土之气，亦即《素问·太阴阳明论》所云"脾者土也，治中央，常以四时长四藏……脾藏者常著胃土之精也，土者生万物而法天地"。

（8）从手足同经一气贯通立足点来认识，太阴对应十二经气圆运动图之手太阴肺经辛金之气，即临床理中汤加味治疗咳嗽之理。

（9）根据笔者对《素问·灵兰秘典论》"胆者，中正之官，决断出焉"的参悟，胆的中正作用属土，对应太阴。胆"决断"功能的发挥必须依赖土，即土载木之理，亦是芍药甘草汤、小建中汤、桂枝汤加芍药、桂枝加大黄汤之理，也是师父李可老中医将真武汤归为理中汤类方之理。

（10）太阴对应主气规律中四之气太阴湿土之气，即《素问·六微旨大论》的"太阴之上，湿气治之，中见阳明"。

（11）太阴对应开阖枢[1]主开之太阴，《素问·阴阳离合论》云"是故三阴之离合也，太阴为开，厥阴为阖，少阴为枢。"

## （二）典型病例——溃疡性结肠炎

彭某，男，60岁。

**初诊：** 2017年6月12日。

**主诉：** 反复大便次数增多，伴血性黏液12年，再发1周。

**病史：** 患者12年前无明显诱因下出现大便次数增多，日均20余次，质稀烂，夹大量黏液及鲜血，经外院诊断为"溃疡性结肠炎"，药物治疗后症状时可缓解（具体诊治过程不详）。1年前自学李可老中医经验，服用附子理中丸加田七粉后症状明显好转，今年继续服用效果不佳。近1周无明显诱因下上述症状再发，遂至南方医院古中医科就诊。

**既往史：** 慢性胆囊炎；肾结石；前列腺增生。

---

[1] 开阖枢：开阖枢是对自然界与人身阴阳二气运行规律的反映。《素问·阴阳离阖论》明言："是故三阳之离阖也，太阳为开，阳明为阖，少阴为枢……三阴之离阖也，太阴为开，厥阴为阖，少阴为枢。"①太阴、太阳之开表达为一气出入的规律。太阳之开反映出天地之气以阳化气的形式敛藏至极，从而表现出降极而后顺从厥阴之春生；太阴之开反映出以阴成形的形式长物至极，从而表现出开物而后顺从成物的阳明之秋收。②阳明、厥阴之阖表达的是一气升降的规律。阳明之阖反映出元气由出向入的转化，厥阴之阖反映出元气由入向出的转化。③少阴、少阳为枢反映出轴的中立作用——阴阳和合。

刻诊：大便日解5~6次，质稀烂，夹少量鲜血、黏液，排解不顺畅，排解不尽感，无腹痛；偶有鼻衄；精神疲乏，头部不清爽；怕冷；患病来无发热；近3个月饥而不欲食，时有干呕，口干口苦，口干夜间明显，饮水多，喜温饮，不喜寒凉饮食；小便清长，夜尿5~6次；眠差，易醒；舌淡红，苔中厚黄白腻，有裂纹；左脉长，右脉沉细滑实略大。

诊断：溃疡性结肠炎。

方药：熟地黄15g、广升麻5g、柴胡5g、泽泻10g、茯苓10g、盐牛膝10g、白术45g、酒大黄5g、姜炭10g、乌梅5g。

7剂。每2日1剂，每剂加水1000ml，大火煮开后文火煮1小时，煮取140ml，分2日，每日2次服。

**［逐症分析　由博返约］**

（1）依据溃疡性结肠炎的疾病规律及反复腹泻黏液血便12年病史，说明患者个体禀赋规律为大气不运，厥阴、中气易发生同时下陷；病灶结肠部位对应五行之土，由于长时间邪气绞杂内陷，依"邪正是一家"之理，土中之精、津、液必受累，故首选阴中含有少火生气之力、补土之专精、又具裹撷渗灌之力的熟地黄，因饥而不欲食、大便烂故用常量15g。

（2）大便质稀烂提示存在风、寒、湿三邪，黏液为湿、热二邪，鲜血说明已经化火伤及络脉，排解不顺畅、排不尽感属气虚、气陷、气滞；借助土气，具升提中气、升散郁火的一组药为张锡纯氏升陷汤之广升麻、柴胡、桔梗。因患者偶有鼻衄，结合个体禀赋规律，说明局部内伏因三阴本气不足而发生热化变证之阳明邪热；对于土气薄、土中精津液不足之患者，不宜用辛散升提太过之桔梗。稀烂便中夹黏液、少量鲜血属寒湿阴霾逆气壅阻局部轻微化热，故白术、茯苓、泽泻、姜炭配盐牛膝可引火下行至五之气阳明。

（3）口干口苦夜间明显，饮水多，喜温饮，不喜寒凉饮食，说明太阴己土之气不足，寒湿内停并郁而轻微化热，此乃白术、茯苓、泽泻、盐牛膝组药之理。

（4）纳一般，近3个月饥而不欲食，时有干呕属土气不足，厥阴热化太过，携寒湿阴霾逆气（上逆）致胃失和降；故在前基础上合乌梅；曾服用"附子理中丸"加"田七粉"后症状明显好转，今年继续服用效果不佳说明虚寒深处为伏热，根据主症对应大黄所治之阳明腑实热。

（5）精神疲乏，头部不清爽感，怕冷，说明元阳、中气不足，清阳不升与浊阴不降同时存在——白术、升麻、柴胡、茯苓、泽泻、盐牛膝组药之理。

（6）小便清长，每日夜尿5～6次，眠差，易醒，提示元阳不足，但又有邪热。针对此患者目前的状况，对治此种寒不可直接使用姜桂附，依据病机线路（1）＋（2）＋（3）＋（4）：①通过熟地黄、乌梅阖厥阴、土伏火加强元气；②通过白术、升麻、泽泻增强中气斡旋之力，阳升阴降，元气也自然加强。

（7）舌淡红，苔中厚黄白腻，有裂纹，提示气虚、中焦有寒湿、湿热毒及阴分不足——熟地黄、酒大黄、茯苓、泽泻、白术、乌梅组药之理。

（8）左脉长，右脉沉细滑实略大，提示虚中有实，以实为主。

**二诊：2017年7月14日。**

服药后大便次数由日解5～6次转为3～4次，质转成形，偶有羊屎状大便，偶带血丝，黏液明显减少，排解转顺畅，排不尽感次数减少；精神好转，头部不清爽感同前；近日出现牙痛；纳转佳，口苦好转，口干加重，饮不解渴，诉口中出现咸甜味；眠差，易醒如前；舌淡红，苔黄厚腻，中根部苔见裂纹；脉弦滑。

方药：熟地黄30g、广升麻10g、柴胡10g、泽泻20g、茯苓20g、盐牛膝20g、白术45g、酒大黄5g、姜炭10g、乌梅10g、生甘草15g、黄连3g、桂枝5g、桔梗5g、生石膏5g。

7剂。每2日1剂，每剂加水1000ml，武火煮开后转文火煮1小时，煮取140ml，分2日，每日2次服。

［按］

（1）药后大便次数减少、便血减少、黏液转少，质转成形，排解转顺畅，排不尽感次数减少，口苦好转，验证了初诊治疗思路及用药的正确性；但出现偶有羊屎状大便，牙痛、口干加重，饮不解渴，提示阳明界面深层伏有邪火，结合口中出现咸甜味、苔黄厚腻，说明除了大黄对治的腑实热，还存在阳明经热（用石膏）、无形三焦实火（用黄连），依土伏火之理，故在前病机线路加生甘草益土气清解邪热；同时利用上诊取效之理加大熟地黄、广升麻、柴胡、茯苓、泽泻、盐牛膝、乌梅药量。

（2）借助增强的中气、元气，此诊在此基础上，合用桂枝、桔梗，加强肝脾之升，达《灵枢·邪客》之宗气"贯心脉、行呼吸"之功。

（3）桂枝、白术、茯苓、泽泻、熟地黄、乌梅、酒大黄乃双苓汤去猪苓，借助"三焦者，水道出焉"及"三焦为原气之别使"之力，加强生生之源。

（4）乌梅、酒大黄、生石膏针对邪火，通过阖厥阴、阳明而增强元气，同时也具阖厥阴开太阳之效，乃间接托透之法。

## 六、阳明与中气

笔者从10个角度对阳明的参悟如下：

（1）阳明对应一日之正午。依据阴阳消长盛衰的规律，此时阳之力最大，为盛极之阳；临床中运用白虎汤治疗《伤寒论》第248条"蒸蒸发热者"及麻杏甘石汤治疗大叶性肺炎等正是此阳明的运用。

（2）阳明对应一年十二月之五月（农历）。依据《本草崇原》"五月半夏生，盖当夏之半也"，半夏所禀的天之气、地之味所形成的和气之偏可用来对治阳明燥邪。临床体会半夏的辛散之力可解风寒停留于土中之后沤成的有形之痰、饮或无形的风寒燥绞结之气。就虚实而言，半夏对治实证；就寒热而言，二者均可。笔者认为临床应用半夏需注重土气的强健，读者可在临床中多体会《伤寒论》中小青龙汤、厚朴生姜半夏甘草人参汤、旋复代赭汤、大小柴胡汤、三个泻心汤、半夏散及汤、竹叶石膏汤、麦门冬汤、温经汤中配伍半夏之理。

（3）阳明对应主气规律中五之气阳明燥金之气。若立足一日则为下午所对应之阳明，若立足一年则为秋季所对应之阳明。

（4）阳明对应一日十二时辰之申时。《伤寒论》第137条"太阳病，重发汗而复下之，不大便五六日，舌上燥而渴，日晡所小有潮热"中"日晡所"正是此阳明。

（5）阳明对应足阳明胃经戊土之气。

（6）阳明对应手阳明大肠经庚金之气。

（7）阳明对应肺。依据十天干与五行的配伍，西方辛金对应肺，属阳明。

（8）阳明对应肺、胃、大肠之西方阳明右降功能。临床常见的哮喘、咳嗽、呕吐、腹痛、部分急腹症（如不完全中焦阻隔）、胆绞痛等其中一条病机线路为肺、胃、大肠降机失常，阳明失阖。

（9）阳明对应《伤寒论》第184条"阳明居中主土也，万物所归，无所复传"之阳明。笔者认为"无所复传"的阳明会导致壮火食气、阻碍右降道路、肺之化源匮乏，故此条对临床的指导意义极为重要，尤其在疑难杂病中往往有此阳明伏邪，此时疾病"寒温融于一炉"，如何在扶正的同时对治此阳明伏邪成为关键。笔者在临证时时刻把握《温病条辨·上焦篇》提出的五种死状[1]，旨在提前截断病势。

（10）阳明对应开阖枢主阖之阳明。《素问·阴阳离合篇》云"是故三阳之离合也，太阳为开，阳明为阖，少阳为枢"，立足主气规律来看，"阳明阖，坎水足"即是此理。

## 七、肺兼具土金二德

### （一）肺的界面

笔者从三阴三阳角度对肺的界面参悟如下：

（1）太阳：肺主气属卫，外合皮毛。

（2）阳明：辛金之气。

（3）太阴：手太阴。

《素问·六节藏象论》"肺者，气之本，魄之处也……为阳中之太阴，通于秋气"反映出肺既属太阴又属阳明；《素问·四气调神大论》"逆秋气则太阴不收，肺气焦满"反映的病理状态亦说明肺既属太阴又嘱阳明。

（4）少阳：《灵枢·本输》有"少阳属肾，肾上连肺，故将两脏"之说。

（5）少阴：《灵枢·九针十二原》有"阳中之少阴，肺也"以及《灵枢·阴阳系日月》"肺为阴中之少阴"。

笔者体会临证时最易忽略的为肺兼具土金二德之特性。临床上肺气虚易发生热化、寒化、实化、虚化，如部分间质性肺炎、支气管扩张的

---

[1] 五种死状：见于清代吴鞠通所著的《温病条辨·上焦篇》第11条自注："瑭以为医者不知死，焉能救生？细按温病死状百端，大纲不越五条。在上焦有二：一曰肺之化源绝者死；二曰心神内闭，内闭外脱者死。在中焦亦有二：一曰阳明太实，土克水者死；二曰脾郁发黄，黄极则诸窍为闭，秽浊塞窍者死。在下焦则无非热邪深入，消烁津液，涸尽而死也。"

患者表现较为明显。

## （二）变化

下面重点论述热化、寒化的相关类型。目前临床参悟的3种典型热化、寒化病机线路如下（桑菊饮、银翘散、白虎汤、清燥救肺汤、泻白散等方对应的病机在此不再赘述）。

### 1. 热化

（1）立足肺兼具土金二德：因土气虚而生热，临床常见稍食用辛辣、煎炸、燥热之物则出现咽轻痛，无明显红肿，或咽干，或咽痒，或口腔黏膜溃疡、口腔血泡，疼痛轻微，首选单味生甘草对治。

（2）立足肺胆同主降：甲胆失降是肺出现热化的病机线路之一，临床常见咳嗽伴大便干，但食用寒凉食物易出现腹泻，食用热性食物易咳嗽加重，痰增多，转黏稠，或子时出现咳嗽、汗出、怕热、烦躁，小儿易伴有睡眠不安、龄齿，此与《伤寒论》第29条中芍药甘草汤对应的甲胆失降，土不载木病机相同；在治疗三阴本气不足的疑难杂病时，若存在因甲胆失降出现的肺之热化病机线路，首先考虑对萌芽戕伐力最小的药物——芍药。

（3）立足肺胃同属阳明、同主降：若二者失降，用宣白承气汤，如《温病条辨·中焦篇》第17条"阳明温病，下之不通，其证有五……喘促不宁，痰涎壅滞，右寸实大，肺气不降者，宣白承气汤主之"。

### 2. 寒化

（1）立足肺兼具土金二德：因土气虚而生寒，临床上多见食用凉性食物易出现轻度咽痒、干咳，或部分支气管扩张出现咯血，其病机线路可对应《伤寒论》甘草干姜汤之理。甘草干姜汤是对治阳明戊土最轻浅寒化证的方药，其中用姜炭来温通血脉，回复肺阳。

（2）立足手足同经一气贯通，结合《黄帝内经》"形寒饮冷则伤肺"之理：临床上多见稍食用凉性食物则咳嗽剧烈发作，甚则诱发哮喘，此时可选用理中汤或附子理中汤对治。

（3）立足宗气、中气与肺具土金二德之间的关系：临床常用黄芪对治部分间质性肺炎，哮喘，肺心病中肺失宣肃的咳嗽、疲乏、多汗、大便干结等症。

### （三）典型病例——慢性咽喉炎

何某，女，56岁。

初诊：2017年12月26日。

主诉：咽部异物感4个月，入睡困难3周。

病史：4个月前无明显诱因下出现咽部异物感，时伴心悸、手抖、烦躁、怕热、气短、腹胀、呃逆；外院喉镜示：慢性咽喉炎，胃镜示：胃炎、胃下垂，甲状腺功能异常；动态心电图示：窦性心律，偶发房性期前收缩；纳可；入睡困难，眠浅，易醒，时有彻夜难眠，于医院心理睡眠科就诊考虑为惊恐发作。现时有恐惧濒死感，无法静心做事；咽部异物感影响进食，食欲欠佳；大便1～2日1解，成形，偏烂，欠顺畅；舌淡红苔薄白中有裂纹；脉沉细。

方药：熟地黄30g、乌梅3g、防己10g、枇杷叶10g、威灵仙10g、酒大黄5g、蝉蜕30g。

7剂。每日1剂，每剂加水700ml，一直用文火煮1小时，煮取90ml，分1日，每日1次服。

［逐症分　由博返约］

（1）患者时有发作恐惧濒死感为阳明伏热表现的形式之一，结合入睡困难，眠浅，甲状腺功能异常，心悸，手抖，偶发期前收缩考虑真水不足、水不涵木、土不载木之病机同时存在。神、魂、魄、意、志本由营、血、气、精、脉等所涵舍，后者生化化生不足导致前者无所依附，动摇不定，故方中熟地黄、乌梅厚土伏火、酸甘化阴，敛降离位相火，增强元气；酒大黄、蝉蜕则通过降、泄、疏、散、透之功对治体内郁热，蝉蜕升清阳至清虚之地而其气自降。

（2）患者咽部异物感、腹胀、呃逆均属火郁及经络被风湿热邪痹阻，故用防己、威灵仙疏通皮毛至脏腑间的经络，枇杷叶降有余之气所化之邪火，并可加强肺之化源。

**二诊**：2018年1月2日。

咽部异物感改善50%；精神明显改善；纳转佳；睡眠转佳，睡眠时间由2~3小时转为5小时；手抖烦躁较前改善60%；服药期间惊恐发作1次，程度减轻；舌淡红苔薄白中有裂纹；脉沉细。

方药：熟地黄60g、乌梅3g、防己10g、威灵仙10g、酒大黄5g、蝉蜕30g、五味子5g、人参10g、石膏10g。

7剂。每2日1剂，每剂加水900ml，一直用文火煮1小时，煮取120ml，分2日，每日2次服。

［**按**］

药后诸症改善，说明元气中气较前增强，本诊加大熟地黄用量，同时加入五味子继续加强真阴之化生，加入石膏、人参加强阳明经伏热的清解，同时也加强了肺之化源之力，以达金水相生之效。

## 八、胃兼具土金二德

此处重点论述胃热化、寒化的相关类型，依据"亢则害，承乃制"，从纵横两个角度，用11个承气汤及凉膈散、黄龙汤、新加黄龙汤、芍药汤归为承气汤类方来阐述热化的病机线路，并从三阴角度论述四种寒化病机线路。

## （一）热化

戊土属阳，胃属足阳明，阳明之上，燥气主之。故立足土金合德来认识胃这一腑，热化最明显。临床结合《伤寒论》与《温病条辨》两书，总结出共同病机为"承气"类作用的类方有15首，分别为牛黄承气汤、宣白承气汤、导赤承气汤、承气合小陷胸汤（陷胸承气汤）、调胃承气汤、小承气汤、大承气汤、增液承气汤、护胃承气汤、桃核承气汤、桃仁承气汤等。此处重点论述凉膈散、洁古芍药汤、黄龙汤、护胃承气汤四方，余不赘述。

将《内景图》图中人体做冠状面、矢状面和横切面的分割，则膈为分割人体上下的切面。西医理论中膈的作用不单分隔胸腹腔，同时影响人体的呼吸与消化。笔者通过参悟《内景图》气机运行及临床体会，提出了膈阳明这一概念。膈阳明参悟的重点在于上焦的燥热火与中焦的虚寒的关系。上焦燥热火影响最大的为心肺两脏，因肺对应太阴、阳明、太阳三个界面，依据子午流注，寅时人气生，肺经当令，自然现象体现为"厥阴阖，太阳开"的少火生气之力，故膈上有邪热，扰及心肺，常用黄芩、黄连，如凉膈散、泻心汤类方、黄连汤、黄芩汤、黄连阿胶汤等。

依据《灵枢·本输》的"大肠小肠，皆属于胃，是足阳明也"及《素问·阴阳应象大论》的"六经为川，肠胃为海，九窍为水注之气"，故黄龙汤、新加黄龙汤针对大肠、小肠属胃及胃本身，即"胃肠为海"之阳明。芍药汤针对胆胃失降之阳明邪火。"肠胃为海"之阳明涉及气、血、津、液之亏损。

现对凉膈散、洁古芍药汤、黄龙汤、护胃承气汤的详述如下。

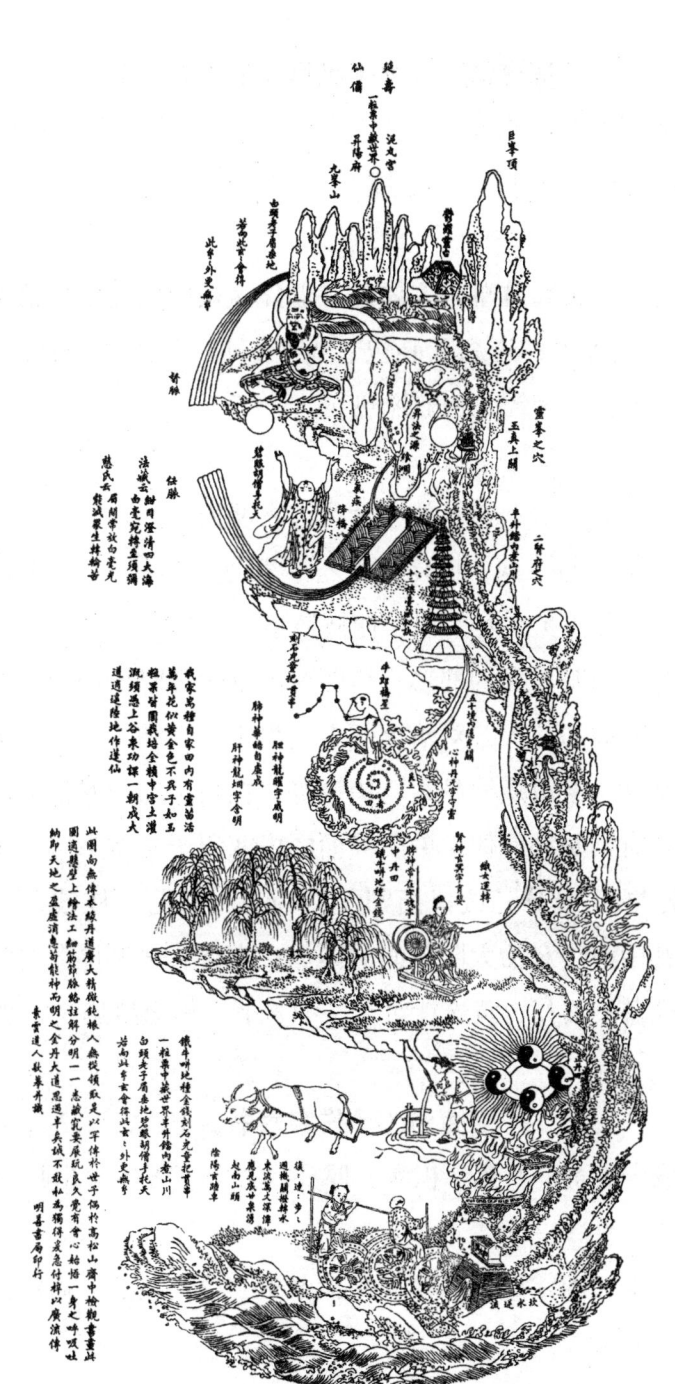

内景图

## 凉膈散（《太平惠民和剂局方》）

[组成]川大黄、朴硝、甘草（燆）（各二十两[1]），山栀子仁、薄荷叶（去梗）、黄芩（各十两），连翘（二斤半）。

朴硝、川大黄、甘草，主要针对上焦，其中山栀子仁清解阳明无形邪火，入心、胃经；连翘入心包、胃经；黄芩清解少阴火、胆热、肺热；薄荷叶入胃、肺经，疏散风热。

## 芍药汤（元代洁古所创）

[组成]芍药一两，归尾、黄芩、黄连各五钱[2]，大黄三钱，木香、槟榔、甘草（炙）各二钱，桂枝钱半。

大黄对治阳明界面的邪热；芍药对治甲胆失降少阳界面的邪热；黄芩清解少阳界面的邪火，对治火邪上炎出现心、肺、心包等上焦部位诸症，如咽剧痛、咯黄痰、鼻衄、头痛等；桂枝、当归对治厥阴界面的血分虚寒，同时当归补肝体；厥阴界面的虚寒源于乙木下陷、甲木逆上、伤及络脉、损伤血分，故以当归、白芍为一对药，桂枝、当归为一对药；甘草补中清热对治太阴界面的虚热；木香、槟榔调气对治太阴、阳明界面的气滞；黄芩、黄连针对上、中、下三焦之湿热、实热。

## 黄龙汤（《伤寒六书》）

[组成]大黄、芒硝、枳实、厚朴、甘草、人参、当归。年老气血虚者，去芒硝。

用法：水二钟（盅），姜三片，枣子二枚，煎之。后再加桔梗，煎一沸，热服为度。

---

[1]　两：此处1两约等于现代的30g。
[2]　钱：此处1钱约等于现代的3g。

本方"治有患心下硬痛，下利纯清水，谵语发渴，身热。庸医不识此证，但见下利，便呼为漏底伤寒，而便用热药止之，就如抱薪救火，误人死者，多矣。殊不知此因热邪传里，胃中燥屎结实，此利非内寒而利，乃日逐饮汤药而利也，宜急下之，名曰结热利证。身有热者，宜用此汤"。

方中甘草、人参、当归、大枣、生姜为一组药。根据原文"日逐饮汤药而利也"，在形成"心下硬痛，下利纯清水，谵语发渴，身热"大实证之前经历了"但见下利，便呼为漏底伤寒，而便用热药止之"治疗过程，此抱薪救火的误治导致邪热耗气伤血损津，故用甘草、人参、当归、大枣、生姜补益脾胃，益气补血。

又因壮火食气，出现了中气的下陷，故用桔梗。桔梗：其煮法为煎一沸乃但取其气。依据原文之邪热传里但下利纯清水，与《金匮要略·肺痿肺痈咳嗽上气病脉证治第七》之桔梗汤治疗肺痈时"出浊唾腥臭，久久吐脓如米粥者"同理，参悟此药乃立足太阴界面，意在增强升提开结之力。清代王子接在《绛血园古方选注》言："桔梗味苦辛，苦主于降，辛主于散，功专开提足少阴之热邪。佐以甘草，载之于上，则能从肾上入肺中，循喉咙而清利咽嗌。张元素谓其为舟楫之剂者，譬之铁石，入水本沉，以舟载之，则浮于上也。"

## 护胃承气汤（《温病条辨》）

［组成］生大黄3钱，麦冬（连心）3钱，元参3钱，细生地黄3钱，丹皮2钱，知母2钱。

本方主治"温病下后数日，热不退，或退不尽，口燥咽干，舌苔干黑，或金黄色，脉沉而有力者"。

温病下后热不退，或退不尽说明病机线路不是单纯的阳明腑实热，结合口燥咽干，舌苔干黑，或金黄色说明温邪入里虽已伤及肾水，依据阳明多气多血，脉沉而有力说明病位以阳明界面邪热津伤液损为主。

丹皮：热退不尽，口燥咽干，舌苔干黑，脉沉而有力说明阴分、血分郁热实证，丹皮辛可散结，寒可清热，故其有散血热、和营、疗痈疮之效。

知母：味苦，气寒，禀天冬寒之水气，入肾经。笔者通过参悟白虎汤、玉女煎、酸枣仁汤、桂枝芍药知母汤、百合知母汤、麻黄升麻汤、青蒿鳖甲汤、知柏地黄丸、化斑汤、大补阴丸等方，临床体会：知母相对石膏而言，其可清解阳明深层肌中之热，因其气味俱降，属阴，能除燥火之邪气，清金泄热，补寒水之不足，故名知母。李中梓认为："（知母）泻无根之肾火，疗有汗之骨蒸，止虚劳之阳胜，滋化源之阴生。"

## （二）寒化

寒化临床常见的界面与程度：①《伤寒论·阳明病篇》第243条的阳明寒化证："食谷欲呕，属阳明也，吴茱萸汤主之。"②师父李可老中医提出"阳明之燥热永不敌太阴之寒湿"，此论立足土中燥气从湿化之自然属性，是治疗阳明燥热的方法之一。临床体会，《伤寒论·太阳病篇》中第29条甘草干姜汤是对治阳明戊土最轻浅寒化证的方药。③脾胃同居中宫，理中汤调燮土中脾阴胃阳，可对治中土脾胃寒化（以气阳为主）。④中阳与元阳可形象地理解为釜中、釜底火，若二者皆不足，但以釜中火不足为主，以附子理中汤、大桂附子理中汤对治。⑤釜底火不足，火不生土，四逆汤对治。⑥厥阴久寒，伤及戊土，出现胃寒，同第243条机理，用吴茱萸汤对治。若寒化后发生热化，部分患者可用左金丸对治，在此基础上胃失和降而致局部气机壅阻，部分患者可用香连丸对治。

## （三）典型病例——肠易激综合征

林某，男，16岁

**初诊**：2018年1月29日。

**主诉**：反复大便不调10年余。

**病史**：患者10年前因进食寒凉冰冷食物（冰淇淋、寒凉水果）出现大便次数多，稀烂不成形，时伴便前腹痛、便后痛消、便后精神疲倦；牛奶、水果加热食用则大便成形；进食辣椒、胡椒不"上火"。自行服用附子理中丸后，大便次数多、质稀情况可好转，但症状反复至今。平素大便日3~5次，质稀烂。体型偏瘦，手脚心汗多，夏季明显，四末冰冷感，紧张则手脚心红，汗多，冬季易手脚干燥、脱皮，无皲裂；小便调；怕冷、怕热，跑步时偶有两胁痛，下蹲后站立易诱发头晕，眼前发黑；纳差，不思食，食量少，时伴口苦；儿时偶出鼻血，时有口腔溃疡；感冒服用藿香正气丸能好转；舌暗红，边有齿痕，苔白微腻；脉沉。

**诊断**：肠易激综合征。

**方药**：酒大黄5g、桂枝5g、通草5g、干姜10g。

7剂。每日1剂，每剂加水350ml，一直用文火煮0.5小时，煮取30ml，分1日，每日1次服。

**［逐症分析　由博返约］**

（1）通过温补法调治长期大便稀烂未愈推断出应有阳明伏热；纳差，不思食，食量少，伴有口苦，考虑存在阳明胃深伏邪热，而纳差为阳明伏热郁结于内以致太阴正常主开功能失常。结合此二条病机故予酒大黄。

（2）患者进食生冷食物后出现大便次数增多、稀烂，食物加热后无腹泻，服用附子理中丸后腹泻可好转，进食辣椒、胡椒不上火均说明患者土中有寒邪停留，故用干姜10g温中散寒。

（3）感冒后服用藿香正气丸可好转，苔白微腻属土中有有形无形湿浊秽气，故用通草5g利湿通阳。

（4）手脚心汗多，夏季为主，紧张则手脚心皮肤发红、汗多，冬季手脚脱皮干燥，怕冷、怕热，跑步时偶有两胁痛，下蹲后站立易诱发头晕，考虑厥阴下陷。时腹痛，便后痛消，便后精神疲倦考虑厥阴下陷并横逆。依据《伤寒论》第279条桂枝加大黄汤之理，此患者阳明深伏邪热之源乃厥阴下陷，故用桂枝。

**二诊：2018年2月6日。**

一剂药后多年日解数次的稀烂大便转成形，日1解，顺畅，便前腹痛消失，口苦消失，便后精神疲倦、四末凉、手脚心汗出、纳食均较上诊好转，现想吃有味道食物；眠一般，入睡稍困难；舌淡红，苔薄白，脉沉细。

方药：酒大黄5g、桂枝5g、通草5g、干姜10g、黄连0.3g。

7剂。每1日1剂，每剂加水350ml，一直用文火煮0.5小时，煮取30ml，分1日，每日1次服。

［**按**］

药后主症改善，大便转成形，便前腹痛消失，便后精神疲乏、手心出汗均好转说明阳明伏热是此诊辨证施治的关键。三阴本气均较前增强，纳好转，现欲食有味道食物，口苦消失，考虑土中伏热减轻，苔由白微腻转薄白，考虑土中郁结之秽浊之气减轻。结合前诊思路，阳明伏热在内，秽浊之气内生，加入黄连0.3g小剂使用，化湿热而达厚肠胃之效。

## 九、三焦与中气

### （一）三焦不拘泥于有形与无形

纵观整个中医学发展史，三焦之有形与无形的两种认识一直存在。在《素问·六节藏象论》曰"三焦……仓廪之本，营之居也，名曰器，能化糟粕，转味而入出者也。"所谓的器，即是"形而下者谓之器"之意，为有形之物。

在《难经·第二十五难》曰："有十二经，五脏六腑十一耳，其一经者，何等经也？然：一经者，手少阴与心主别脉也。心主与三焦为表里，俱有名而无形，故言经有十二也。"《难经·第三十八难》曰："脏唯有五，腑独有六者，何也？然：所以腑有六者，谓三焦也。有原气之别焉，主持诸气，有名而无形，其（经）属手少阳。此外腑也，故言腑有六焉。"此二处《难经》的观点将三焦描述为有名而无形。

孙思邈《千金要方·三焦脉论》曰："上焦名三管反射，中焦名霍乱，下焦名走哺，合而为一，有名无形，主五脏六腑，往还神道，周身贯体，可闻不可见，和利精气，决通水道，息气肠胃之间，不可不知也。"此处亦将三焦归为有名无形。

临床中参悟，三焦的应用并不拘泥于有形与无形。应将二者融为一体。若与《素问·阴阳类论》之"少阳为游部"的理念相结合，"少阳"反应的少火生气之力与三焦为元气之别使的内涵一致，结合历代医家视三焦为网油、油膜、腔子等的学术观点，二者对应的气机运行可到达人体所有有形脏腑间之间隙，用"缝隙"这一生活常用语易理解。

结合临床，因"少阳之上，火气治之""厥阴、阳明同主阖"及一年四季主气规律中"初之气为厥阴风木"，故三焦功能的失常反映在某些疾病的病机为厥阴下陷反而形成在里在内在深阳明界面之伏热，此时两个发展至极的厥阴、阳明异常之气停留于同一界面，寒热虚实错杂。

这一病机为疑难杂病中许多疾病的普遍规律之一，亦是部分癌症患者发生胸腹腔等多发转移以及胸腹水、心包积液形成的病机线路之一，如《伤寒论》第279条桂枝加芍药、桂枝加大黄汤治疗癌症，逆气方治疗心包积液，木防己汤、葶苈大枣泻肺汤、己椒苈黄丸三方合用治疗胸腹水。

另外，三焦为元气之别使的功能重在"水道出焉"，生理如此，病理亦如此。正常情况下的"水道出焉"有如吃喝拉撒睡乃人之常态，一旦生病可出现渴、不欲饮、恶心、癃闭与尿崩、大便干结或稀溏、失眠，严重者伤及脏器（如心功能不全、肝硬化腹水、肾功能不全等）。临床体会此时出现的"水道出焉"异常与《伤寒论》中的两个水热互结方的病机相关，这一病机重在三焦膀胱之气化功能，双苓方即针对这一病机。

双苓方，是五苓散和猪苓汤的合方，源于对水液代谢的理解而将两个方合在一起。水液代谢不但涉及膀胱、三焦、命门等脏腑的功能，还与中气相关，所谓"中气不足，溲便为之变"。方解详见本书第66页。

### （二）三焦的分部

《难经·第三十一难》曰："三焦者，何禀何生？何始何终？其治常在何许？可晓以不？然：三焦者，水谷之道路，气之所终始也。上焦者，在心下，下膈，在胃上口，主内而不出。其治在膻中，玉堂下一寸六分，直两乳间陷者是。中焦者，在胃中脘，不上不下，主腐熟水谷。其治在脐旁。下焦者，在膀胱上口，主分别清浊，主出而不内，以传导也。其治在脐下一寸。故名曰三焦，其府在气街。"

《灵枢·营卫生会》曰："上焦出于胃上口，并咽以上，贯膈，而布胸中，走腋，循太阴之分而行，还至阳明，上至舌，下足阳明，常与营俱行于阳二十五度，行于阴亦二十五度，一周也。……中焦亦并胃中，出上焦之后，此所受气者，泌糟粕，蒸津液，化其精微，上注于肺脉乃化而为血，以奉生身，莫贵于此，故独得行于经隧，命曰营气。……下焦者，别回肠，注于膀胱，而渗入焉；故水谷者，常并居于胃中，成糟粕，而俱下于大肠而成下焦，渗而俱下。济泌别汁，循下焦而渗入膀胱焉。"

　　临床体悟，三焦既是可分的又是整体的。可分在于其不同部位脏器的功能，如上焦的心肺，中焦的脾胃，下焦的肝肾；其整体在于三焦的功能为"元气之别使""主持诸气""水道出焉"，立足小而无内，任何一点均有此功能，与另一概念"腠理"之意相同。

### （三）三焦的作用

#### 1. 腑

　　《难经·第三十八难》曰："脏唯有五，腑独有六者，何也？然：所以腑有六者，谓三焦也。有原气之别焉，主持诸气，有名而无形，其（经）属手少阳。此外腑也，故言腑有六焉。"《素问·金匮真言论》曰："胆、胃、大肠、小肠、膀胱、三焦六腑皆为阳。"故三焦为六腑之一。

　　《素问·五脏别论》曰："夫胃、大肠、小肠、三焦、膀胱，此五者，天气之所生也，其气象天，故泻而不藏，此受五脏浊气，名曰传化之府。"三焦为传化之府，其具有传化水谷的功能。

　　《素问·六节藏象论》曰："脾、胃、大肠、小肠、三焦、膀胱者，仓廪之本，营之居也，名曰器，能化糟粕，转味而入出者也，其华在唇四白，其充在肌，其味甘，其色黄，此至阴之类，通于土气。"此处指出三焦具有传化糟粕将水谷转化为精微的作用。

## 2. 三焦为元气之别使

《难经·第六十六难》曰："三焦者，原气之别使也，主通行三气，经历于五脏六腑。原者，三焦之尊号也，故所止辄为原。五脏六腑之有病者，皆取其原也。"

## 3. 三焦与气道、血道、水道

（1）水道。《素问·灵兰秘典论》曰："三焦者，决渎之官，水道出焉。"《灵枢·本输》曰："三焦者，中渎之腑也，水道出焉，属膀胱，是孤之腑也，六腑之所与合者。"《灵枢·本脏》曰："六腑者，所以化水谷而行津液者也。"

（2）血气道。《金匮要略》曰："腠者，三焦通会元真之处，为血气所注。理者，是皮肤脏腑之文理也。"

（3）气道。《难经》云："三焦者，原气之别使也，主通行三气，经历于五脏六腑。"

（4）三焦与营卫：营出中焦、卫出下焦，营卫均来源于中焦，即"人以水谷为本""有胃气则生，无胃气则死"之理。《灵枢·营卫生会》的"人受气于谷，谷入于胃，以传与肺，五脏六腑皆以受气，其清者为营，浊者为卫，营在脉中，卫在脉外，营周不休"指出营卫之气都来源于脾运化的水谷精微。

卫气宣发于上焦体现为宗气非常重要，因上焦与出于命蒂之宗气关系密切，此种认识与《灵枢·本输》"少阳属肾，肾上连肺，故将两脏"内涵一致。丁酉伏邪方在多种疾病的治疗中皆取效就是缘于笔者将上焦、卫气、宗气、少阳、肾、肺概念贯穿一体，并总结出了这一线路的共同病机，此乃师父李可老中医提倡的用病机统万病之法。

丁酉伏邪方由白术、桂枝、桔梗、泽泻、鸡蛋花组成，其病机立足太阴（中气）界面，针对三焦气化功能失常所致病证。方中用白术升脾，增强脾主升清之功；肝脾同主升，脾气失升，肝必受累，故用小量桂枝助肝之升；因风、湿二邪陷于太阴，出现腹泻、疲劳、易发脾气等，故桂枝合小量桔梗、泽泻，启陷化湿开气结，同时合白术加强三焦气化，恢复正常水道之功，从而恢复中气升清降浊之力；脾虚失升，风寒湿邪郁而化火，影响上、中、下三焦，故选用岭南地区花类草药之鸡蛋花，在清火的同时兼治湿热，且无伤中之弊。

因卫属阳，卫气有"温分肉，充皮肤，肥腠理，司开阖"及"先行于四末分肉皮肤之间，熏于肓膜，散于胸腹"的功能，此对应了阳气部分功能。

"卫出于下焦"说明卫气之源为二阴抱一阳的坎卦，对应了足少阴肾经癸水之气及足太阳膀胱经壬水之气，亦对应了"天一生水地六成之"之北方。依据《灵枢·卫气行》原文，卫气无论昼行于阳、夜行于阴都必经足少阴肾，故卫气所出所入皆在于肾，笔者认为此"肾"即对应了北方坎卦。《灵枢·邪客》"地有泉脉，人有卫气"，此卫气与上述同理。

若临证思维将营卫二气分开理解，则违背了"营在脉中，卫在脉外，阴阳相随，内外相贯"之一气的认识观。营气"和调于五脏，洒陈于六腑"的功能与卫气"温分肉，充皮肤，肥腠理，司开阖"的功能合二为一，方能发挥"阳气者，精则养神，柔则养精"的功能，也才能理解"阳气者，若天与日，失其所则折寿而不彰"中阳气的真正内涵，原文中阳气之所即是四季五方，只不过在不同方位的时空进行着各自应有的圆运动而已。基于此种参悟，笔者提出了"四季五方一元气"的中医理念及"六气为一气的变现"之学术观点。故临床营卫经脉循行只有一条，只是二者功能不同而已。

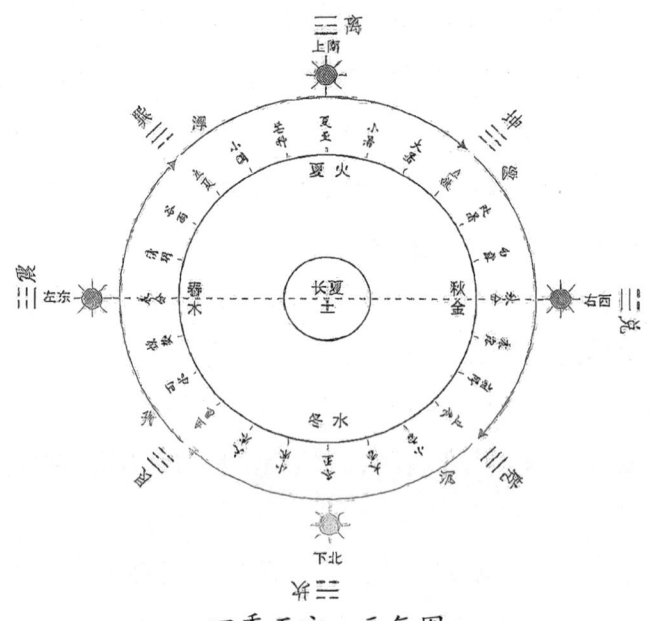

四季五方一元气图

（5）三焦与腠理：《金匮要略·脏腑经络先后病脉证第一》提出"腠者，三焦通会元真之处，为血气所注。理者，是皮肤脏腑之文理也"，结合《灵枢·本藏》的"卫气和则分肉解利，皮肤调柔，腠理致密矣"说明三焦、腠理、卫气乃为元气的不同体现。

## （四）典型病例——慢性肾炎

翁某，男，20岁。

**初诊：** 2017年10月13日。

**主诉：** 体检发现尿蛋白异常5年。

病史：患者5年前体检发现尿蛋白（2+），服药后病情好转但反复，外院行相关检查诊断为慢性肾炎。2周前再次体检发现尿蛋白（4+）；平素易疲乏、易感冒、易上火，上火症状表现为咽喉热，头晕热感，晨起眼干；纳眠可，二便调；舌暗红，苔薄黄；脉沉细。

诊断：慢性肾炎。

方药：山茱萸15g、人参30g、生龙骨30g、生牡蛎30g、炙甘草30g、黄芪18g、柴胡6g、升麻6g、桔梗6g、白芍30g、石膏10g、熟地黄15g、五味子5g、姜炭10g。

14剂。每2日1剂，每剂加水1000ml，一直用文火煮1.5小时，煮取200ml，分2日，每日1次服。

[逐症分析　由博返约]

（1）患者反复多年尿蛋白，易疲乏，易感冒及鼻炎病史考虑因中气、厥阴下陷，元气抟聚不力，伏邪在内。

（2）易上火，表现为咽喉热，头晕热感，晨起眼干说明伏邪以郁火、阳明燥热、甲胆逆上之热三者为主。

依据"三焦者，原气之别使也"，尿蛋白异常对应三焦气化及脾主散精功能失常，故用抟气致柔方（方中已有柴胡、升麻、桔梗、白芍、炙甘草）增强元气的同时加石膏。依据阳明伏热必耗肾水，因患者纳可，故加熟地黄五味子壮水镇阳以增强元气，同时用石膏、五味子一组对药开肺凉降肺气增强肺之化源，并以五味子纳气归肾，一开一收，可直达生生之源而增强元气。土虚既有寒化又有热化，故加姜炭温中而无燥热之弊又可防石膏伤中之弊。山茱萸减量至15g，一防酸味伐土，二防来复汤抟聚元气助已存的阳明伏热。

二诊：2017年11月21日。

服药期间大便偏烂；2017年11月13日在当地医院复查尿蛋白转阴；2017年11月17日在另一医院复查尿蛋白（＋）；2天前因受凉出现咳嗽，有痰，易咯出，质黏，不怕冷；纳、眠可，二便调；舌偏红，苔薄黄腻；脉细。

方药：乌梅9g、紫苏叶2g、酒大黄2g、茯苓15g、泽泻15g、牛膝10g、大枣10枚、桂枝5g、赤芍10g、白芍10g、菟丝子15g、人参5g、山茱萸5g、生姜5g、核桃2枚、葱白1/3根（后下）、黑小豆10g。

7剂。每2日1剂，每剂加水900ml，一直文火煮1小时，煮取100ml，分2日，每日1次服。

［按］

药后患者尿蛋白下降，近期感冒咳嗽，顺势予"致柔方"蓄健萌芽，鼓舞肾气，开六合，托透伏邪。

三诊：2017年12月25日。

服药后咳嗽几近消失，闷热环境偶咳，有痰易咯，色白质黏；2017年12月21日于外院复查尿蛋白（+）；冬季手脚易脱皮；纳、眠可；二便调；舌淡红，苔薄微黄，边有齿痕，脉细。

方药：防己10g、生石膏10g、人参10g、桂枝5g、赤芍10g、姜炭5g、熟地黄10g、五味子1g。

7剂。每2日1剂，每剂加水600ml，一直用文火煮1小时，煮取90ml，分2日，每日1次服。

［按］

药后咳嗽明显减轻，尿蛋白（+），持续1个月未增多，说明内伏之郁火、阳明燥热、甲胆逆上之热进一步转化归位，元气增强；此诊患者诉冬季手脚易脱皮，闷热环境中咳嗽偶作，有痰易咯，色白质黏，苔薄微黄说明肺之化源不足，源于阳明经伏热与肾水不足互相影响，故予木防己汤加熟地黄、五味子，疏通经络，清解阳明伏热，通过阖阳明，开太阳、太阴，恢复肺之化源，增强坎中元气。

四诊：2018年2月13日。

药后咳嗽消失，2018年1月31日在某医院复查尿常规未见异常；纳、眠可，小便调；近一周进食辛辣、饮酒后出现大便3日1解，时条状时羊矢状，排解不畅；左侧附睾偶有胀隐痛感；舌淡红，苔薄微黄，脉沉细。辅助检查：2018年2月8日在另一医院行B超示：①符合左肾静脉压迫征象；②左侧精索静脉曲张并少量反流；③右侧附睾头小囊肿。

方药：醋鳖甲20g、当归10g、广升麻10g、牡丹皮10g、甘草15g。

7剂。每2日1剂，每剂加水600ml，一直用文火煮取90ml，分2日，每日1次服。

［按］

患者服药后咳嗽消失，尿蛋白转阴，说明阳明经伏热大部分转化归位，元气增强；左侧附睾偶有胀隐痛感，左肾静脉压迫征象说明血分伏热，经脉不通，故予升麻鳖甲汤，对治深伏血分之邪毒。

# 十、甲胆与中气

甲胆的名称来源于十二经气中的足少阳胆经甲木之气。《素问·六微旨大论》提出"少阳之上，火气治之，中见厥阴"。

历代医家对脏腑与天干合而命名的方式有赞同亦有反对，但笔者认为此命名方式有助于对《黄帝内经》《难经》《神农本草经》《伤寒杂病论》4部经典医书的参悟。2011年，笔者与师父李可老中医在南方医科大学校园内散步时，师父讲道："对于胆的理解，脑中一有'胆'的概念，前面加一'甲'字，临床中可避免少犯错误。"之后反复咀嚼与体悟师父所言，并通过多年临床方理解了《伤寒论》第29条之芍药甘草汤，第68条之芍药甘草附子汤，第82条与第316条之真武汤，第100条与102条之小建中汤，第357条之麻黄升麻汤，第172条之黄芩汤，第279条之桂枝加芍药汤、桂枝加大黄汤，第303条之黄连阿胶汤中配伍芍药的含义，深深地体会到"甲胆一降，相火下秘，阳根深固"及"甲胆一降，乙木自升，生化无穷"的内涵，亦才明白《素问·六节藏象论》"凡十一脏取决于胆也"的临床指导意义。

《史记·历书》曰："甲者，言万物剖符甲而出也。"《说文解字》说："东方之孟，阳气萌动。"临床中甲胆的失常，无论是下陷还是逆上化火，都须靠土对治，此阳木对应东方，对应足少阳胆经甲木之气。"少阳之上，火气治之"，这种"少火生气"，在一天对应"晨"，在一年对应"春"，这个"生气"用胆来体现，实源于坎中一点真阳。这是人体所有五脏六腑的生气，是"胆为中正之官""凡十一脏取决于胆也"的道理。

### （一）胆为中正之官

因人之架构为"骨为干，脉为营，筋为刚，肉为墙，皮肤坚而毛发长"，五脏六腑是架构内的重要组成部分。河图洛书均以五（中央土）为中心，笔者认为中精之府及中正之官的中字反应的内涵属后天之土，与胆为地气之所生一致，"中正之官"与"凡十一脏取决于胆"的内涵为人身少火生气之力。

### （二）胆为中精之府

《灵枢·本输》曰："胆者中精之府。"

胃、大肠、小肠、三焦、膀胱泻而不藏，受五脏浊气。胆虽属六腑，但同时亦属奇恒之府，藏于阴而象于地，藏而不泻。故胆兼具脏与腑的功能，是唯一不受五脏浊气的腑，故名"中精之府"。"中精"反映的是土中之精，其形成需经过阳明燥气的敛降，故"中精"之内涵包括了土中太阴、阳明燥湿相济的共同作用。

### （三）甲胆与少阳

立足三阴三阳认识，少阳枢机是阳之枢；立足四象、两仪、一气认识，少阳既是阳之枢，又是阴之枢。临床治疗中三观互动，从无形到有形，以病机统万病，常常出现阳之枢与阴之枢同时失常，此时只需抓住少阳枢机失常这一主要矛盾即可。

如柴胡汤类方在临床的使用，借助少阳枢机既可清解少阳火毒，又可对治阳明失阖之火、热、燥之证，大小柴胡汤加石膏、乌梅对治部分高热即属此理；还可对治太阳失开表邪内陷之寒热气结、太阴失开寒化热化及厥阴中化太过所致诸证。《伤寒论》第147条的柴胡桂枝干姜汤正是利用少阳枢机恢复阳明主阖、太阳及太阴主开功能的失常。《伤寒论》第29条中的芍药甘草汤是依据"土载木""甲胆一降，相火下秘，阳根深固"与"甲胆一降，乙木自升，生化无穷"之理来恢复少阳枢机应有的少火生气之力。

### （三）典型病例——癫痫

许某，男，15岁。

**初诊：** 2017年5月15日。

**主诉：** 反复发作四肢抽搐伴神志丧失1年。

**病史：** 患者2016年6月17日无明显诱因下睡眠中出现四肢抽搐伴神志丧失、口吐白沫，持续2～3分钟后自行缓解。2016年共发作2次；2017年2月至5月10日共发作3次。2017年4月29日在外院就诊，诊断为"癫痫"，一直服用开浦兰0.25g（口服，每日2次）治疗。平素易疲乏；易上火，表现为口腔溃疡；易咬颊；易咳嗽，咽中有痰；纳眠可；不易感冒，若感冒首发症状为流鼻涕；大便日1～2解，成形，顺畅；右侧内踝湿疹1个月；舌淡红，苔右侧黄白；脉沉细。

**诊断：** 癫痫。

**方药：** 降伏六气方加味。

黄芪250g、白芍90g、炙甘草90g、熟地黄90g、盐巴戟天30g、麦冬30g、天冬30g、茯苓45g、醋五味子30g、乌梅30g、柴胡10g、桂枝10g、干姜10g、泽泻30g、广升麻30g、麻黄3g、酒大黄10g。

7剂。每4日1剂，每剂加水1300ml，一直用文火煮3小时，煮取400ml，分4日，每日1次服。

**[逐症分析　由博返约]**

患者反复出现癫痫发作，表现为神志丧失、四肢抽搐、口吐白沫，持续2～3分钟后可自行缓解，说明患儿先天禀赋元气不足，阴阳俱虚，水不涵木、土不载木，四肢抽搐属风火相煽，其来源如下：

（1）依据土能伏火，中气如轴，四维如轮，轴运轮转，轴停轮止之理，此种风火之邪源于土不伏火、土不载木，故选大剂黄芪250g厚土气、定中轴、健中气。

（2）依据乙癸同源，水为木之母，厥阴之上，风气治之之理，此种风火之邪属水不涵木、厥阴风木疏泄太过，故用引火汤引火归原，滋水涵木。

（3）依据《素问·六节脏象论》"十一脏取决于胆也"之理，此种风火之邪源于东方阳木甲胆逆上，故选大剂芍药甘草汤。

（4）平素易疲乏；易上火，表现为口腔溃疡；易咬颊。结合病机线路（1）+（2）+（3），对应元气不足，君相二火用事，故在前药基础上合重剂乌梅、醋五味子。此种配伍可达以下作用：①利用甲己化土增强不足的土气从而达土伏火及土载木之效；②药味酸甘化阴，醋五味子配合熟地黄壮水镇阳，将药力直达生生之源从而增强元气。

（5）依"坎为水，坎中一丝真阳乃人生立命之本"，神志不清亦对应清阳失升，浊阴不降之病机线路，故在前方基础上合泽泻、广升麻对药。

（6）依少阳主枢之理，在重剂厚土气、滋肾水、降甲胆的前提下，利用轻柔、舒缓、有力的少阳枢机加强太阳、太阴主开，阳明厥阴主阖之力，故选小剂量柴胡、桂枝、干姜。桂枝、茯苓、泽泻组药可加强三焦气化从而增强元气，同时托透伏邪。

（7）依据"脑为髓海""元神之府"，癫痫发作除了正气不足，必有秽、浊、毒壅塞脑窍，结合右侧内踝湿疹，舌苔右侧黄白，易咳嗽，咽中有痰，考虑右降道路存在阳明伏热，故利用三黄即麻黄、酒大黄、熟地黄形成的用药之势犹如"海陆空三军"，开六合，托透伏邪，借助"三焦膀胱者腠理毫毛其应"线路进一步加强一气周流的升降出入。

**二诊：2017年6月12日。**

自服上方起自行停用西药，药后疲乏改善，未出现上火之症，内踝湿疹消失。服药期间的2017年6月6日凌晨1点抽搐1次，持续10分钟，此次发作没有出现四肢抽搐。刻诊：痰多，偶有耳鸣，大便日1解，时质烂，舌淡郁红，苔薄白，脉沉细。

方药：守方加味。

黄芪250g、白芍90g、炙甘草90g、熟地黄90g、盐巴戟天30g、麦冬30g、天冬30g、茯苓90g、醋五味子30g、乌梅30g、柴胡10g、桂枝10g、干姜10g、泽泻30g、广升麻60g、麻黄3g、生石膏30g、吴茱萸10g。

7剂。每4日1剂，每剂加水3000ml，一直用文火煮3小时，煮取400ml，分4日，每日1次服。

**［按］**

患者疲乏改善，纯中药治疗期间癫痫发作时四肢抽搐消失，持续时间缩短，说明初诊病机线路及对治用药的正确。故二诊在生生之源较前增强的前提下，依据痰多、大便时稀烂、耳鸣以及舌苔的转变，说明体内存在有形无形之水饮及至阴土中之伏火，故茯苓加量至90g，广升麻加量至60g，依据清震汤中用升麻之理，此药有醒脑开窍之力。大便转稀烂，舌质转郁红，说明体内厥阴深层伏有寒邪及阳明经伏热，故加入生石膏30g、吴茱萸10g对治。

**三诊：2017年7月14日。**

自6月12日服药至今癫痫未发作，口腔溃疡消失，晚上睡眠转安。服第4剂时出现大便稀、日2解，持续1周，但便后无不适，继续服药大便转常。现平躺喉间痰上涌；耳鸣时有；起床时有疲乏感，余精神佳，易发脾气；纳可；小便调；舌暗红，苔薄白；脉沉。

方药：守方调整药量。

黄芪300g、白芍90g、炙甘草90g、熟地黄120g、盐巴戟天30g、麦冬30g、天冬30g、茯苓120g、醋五味子40g、乌梅30g、柴胡10g、桂枝10g、干姜10g、泽泻30g、广升麻70g、麻黄3g、生石膏30g、吴茱萸10g。

7剂。每5日1剂，每剂加水3000ml，一直用文火煮3小时，煮取500ml，分5日，每日1次服。

[按]

（1）药后1月余癫痫未作，眠较前安稳，口腔溃疡消失，提示风火邪气大部分转化归位。

（2）服药第4剂开始出现大便次数增多及大便稀烂，继服药消失，属《伤寒论》第278条"脾家实"之理。

（3）脉沉，时有喉间痰上涌感，耳鸣时有，起床时有疲乏感，说明根本原因仍在元气不足，萌芽蓄健不力，故根据前诊思路重点在加强回到生生之源的3条线路，将黄芪加量至300g，熟地黄加量至120g，醋五味子加量至40g，茯苓加量至120g。广升麻加量至70g，除了加强中气的提升外，重剂广升麻可上达于脑开窍醒神，外达皮毛，透散伏热。

**四诊：2017年8月15日。**

服上方药后癫痫一直未发作；喉中痰量减少5成；睡眠时呼吸不匀，有时使劲摇头，眼皮经常跳动；磨牙；纳眠可；二便如前；舌淡红，苔薄白黄；脉沉伏。

方药：守方调整药量。

黄芪400g、白芍90g、炙甘草90g、熟地黄150g、盐巴戟天30g、麦冬30g、天冬30g、茯苓120g、醋五味子50g、乌梅30g、柴胡10g、桂枝10g、干姜10g、泽泻30g、广升麻90g、麻黄3g、生石膏30g、吴茱萸10g。

4剂。每7日1剂，每剂加水3500ml，一直用文火煮4小时，煮取700ml，分7日，每日1次服。

[按]

患者癫痫未作，痰量明显减少，睡眠诸症说明体内深伏风火邪气，只需遵循前诊对治方法，药量进一步加强即可。

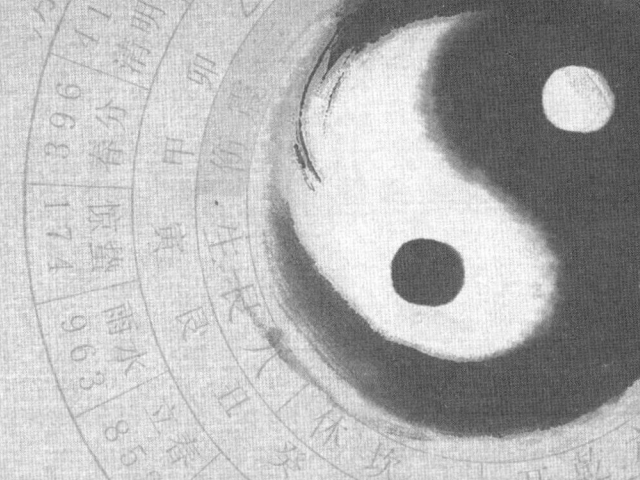

# 第二章
## 李可中医药学术流派国家传承基地
### ——明医堂方剂及方解

临床处方用药，如果能将先后天八卦、河洛数理、五运六气、六经辨证、十二经脉到腑脏学说，用一根线贯穿起来，效果倍矣！

# 第一节　营阴方

[组成]

淡竹叶5g、半夏15g、麦冬25g、人参30g、炙甘草30g、淮山30g、巴戟天15g、生地黄15g、熟地黄15g、桂枝5g、石膏50g。

[方效]

此方对治体内阴分不足兼阳明界面的燥热火邪。

[方解]

（1）石膏：为太阳、阳明两个界面的药，在此方中既能清阳明之热，也能润阳明之燥。

（2）麦冬、半夏配伍：参悟《伤寒论》温经汤、麦门冬汤二方，此二药对治阳明燥热，液损津伤。

（3）人参、炙甘草、麦冬、半夏：从以下几方面考虑：①阳明多气多血；②胃为水谷之海、六腑之大源；③胃为阳明戊土，戊癸合化为火；④胃主血所生病；⑤大肠主津，小肠主液，大肠小肠均属胃。故阳明失阖发生热化，其所主之肌中普遍规律为气、津、液、血的损耗，此乃人参、炙甘草、麦冬、半夏配伍之理。

（4）淮山药、巴戟天：依主气规律，阳明阖，坎水足，故阳明失降，终之气既易阳虚又易阴虚，一旦形成《伤寒论》第184条无所复传阳明界面的伏热，既耗肾水（赵献可《医贯》的观点），又伤元阳。师父李可老中医总结的变通竹叶石膏汤加用山药、巴戟天，防治了中气、肾气之伤及阳根的动摇。

（5）熟地黄、生地黄：阳明邪热伤及土中气、津、液、血，导致脉内出现津枯、血少、液涸并化热，故在前药基础上加生地黄、熟地黄。此二药既可益阳明胃喜润之土气，又可养血凉血清热。百合固金汤中熟地黄、生地黄同用亦是此理。

（6）桂枝：《灵枢·邪客》曰："营气者，泌其津液，注之于脉，化以为血。"《素问·痹论》曰："荣者，水谷之精气也，和调于五脏，洒陈于六腑，乃能入于脉也。故循脉上下，贯五脏，络六腑也。"《灵枢·痈疽》曰："中焦出气如露，上注溪谷，而渗孙脉，津液和调，变化而赤为血。"《灵枢·营卫生会》曰："此所受气者，泌糟粕，蒸津液，化其精微，上注于肺脉乃化而为血，以奉生身，莫贵于此。故独得行于经隧，命曰营气。"《灵枢·决气》曰："壅遏营气，令无所避，是谓脉。"

笔者认为以上原文说明营气、津液、脉、血相互之间的密切联系。一旦人体脉内出现津枯液损血少，脉外之卫气必失用，本方针对发生了《灵枢·邪客》之三隧中的"宗气"贯心脉行呼吸功能的失常，故用桂枝。

营阴方理解的重点为营气、卫气、宗气，以脉内邪热鸱张、脉外卫气失用、阳明邪热炽盛三方面同时存在为病机。师父李可老中医在分析炙甘草汤一方中提出了桂枝、清酒之作用，经过3年的参悟临证，笔者才明白其中的医理，此方涉及叶天士提出的卫、气、营、血4个阶段。

上述《黄帝内经》关于营气的原文给出了两条线路，一条为谷—胃—气—津液—脉—血的化生，另一条为谷—胃—气—脉—津液—血的化生。营阴、卫阳乃一气周流的不同显象，营行脉中，卫行脉外，二者阴阳相随，内外相贯，循环无端。《灵枢·营气》之"逆顺之常"说的是营气独得行于经隧的循经而行为顺，那么逐周之终始循经却逆向退移。师父李可老中医认为："营卫内连脏腑，外合皮毛，为人身抵御外邪的第一道防线。"

# 第二节　丁酉伏邪方

[组成]

白术10g、桂枝5g、桔梗5g、泽泻10g、鸡蛋花30g。

[方效]

立足界面：太阴（中气）。针对三焦气化功能失常所致病证。

[方解]

（1）己土之气不足，运化不力，10g白术用量旨在升脾，即增强脾主升清之功。

（2）肝脾同主升，脾气失升，肝必受累。2017年丁酉正商年运，火邪偏盛，故助肝之升的桂枝量小。

（3）因风、湿二邪陷于太阴，出现腹泻、疲劳、易发脾气，故桂枝合小量桔梗、泽泻，启陷化湿开气结，同时合白术加强三焦气化，恢复正常水道之功，从而恢复中气升清降浊之力。

（4）脾虚失升，风寒湿邪郁而化火，影响上、中、下三焦，故选用岭南地区花类草药之鸡蛋花，在清火的同时兼治湿热，且无伤中之弊。

临床中，每年气运不同对人体的影响也不同。2017年运用此方治愈部分疑难杂病说明同气相求之理及伏邪学说的合理性，故将此方命名为丁酉伏邪方。

# 第三节  清虚方

[组成]

丁酉伏邪方加酒大黄5g、蝉蜕30g、菟丝子15g、乌梅3g。

[方效]

①三焦、宗气功能失常；②郁火、离位相火、三焦邪火为害；③肝肾阴精不足。

[方解]

（1）丁酉伏邪方在加强三焦气化及宗气贯心脉行呼吸的同时，清解透散三焦邪火。

（2）酒大黄、蝉蜕为一组对药，酒大黄降泄清解秽毒邪热，以加强气机降、入为主；蝉蜕对治厥阴风木之风火之证，临床体会重剂使用在疏散风热、熄风解痉的同时可升清阳至人身清虚之地——肺脑而气机自降，以加强气机升、出为主。故二药配伍自成升降出入之圆运动。

（3）乌梅阖厥阴、开太阳，敛降离位相火，与酒大黄配伍共奏加强厥阴阳明主阖功能，既对治邪火又增强元气。此二药既是温病治疗的常用药物，又是伤寒三阴病发生了热化变证的阳明气血分邪热、离位相火的对治药物。

（4）菟丝子、乌梅为一组对药，因乙癸同源、厥阴阖太阳开，菟丝子除了补益肾精、鼓舞肾气外，其味辛达肺可开表；乌梅敛降离位相火的同时阖厥阴开太阳。故二药合用可对治从西北乾卦至东北艮卦精气不足相火离位之表里证。

# 第四节　双苓方

## ［组成］

白术15g、桂枝10g、猪苓15g、茯苓15g、泽泻15g、酒大黄5g、熟地黄15g、乌梅3g。

## ［方效］

此方针对的病机为阴阳俱损，"水道出焉"功能失常。

## ［方解］

《伤寒论》共有14条五苓散的原文，其对治之证总约为：渴，烦渴，微热消渴、脉浮、小便不利，水逆，脐下有悸、吐涎沫而癫眩、霍乱头痛发热、身疼痛、热多欲饮水等。五苓散之共同病机为"三焦水道出焉"的功能失常。根据对三焦的参悟（详见前文），此方可对治外感之疾及内伤之疾导致的"水道出焉"之异常。临床体会此方开表之功具有托透伏邪作用，应用范围广泛。

猪苓汤见于《伤寒论》第223条：若脉浮，发热，渴欲饮水，小便不利者，猪苓汤主之。《伤寒论》第319条：少阴病，下利六七日，咳而呕渴，心烦不得眠者，猪苓汤主之。具体分析如下：

根据猪苓汤出现在阳明病和少阴病二篇，参悟出猪苓汤对治水热之邪停留于《素问·六节藏象论》提出的一脏五腑至阴之地，对应了太阴、阳明两个界面。笔者认为此方邪气之形成缘于中气、厥阴下陷至"至阴之地"，土虚寒热错杂并形成局部阳明伏热，必影响"决渎之官、州都之官"之气化功能。水道中发生了阳明热化，必伤津耗液，而主津液者肾也，津液不足，化糟粕转味之入出之功能下降，导致犹如膏脂的"精、津、液"化生不利。阿胶之作用恰如膏脂可增补受损的精、津、液。

《伤寒论》第319条病机为因下利导致精、津、液受损，出现了上述至阴之地中肺胃之气夹虚热上逆，故有咳而呕渴、心烦不得眠之症。

《伤寒论》第223、第319两条为同一病机，界面不同，象异而已。

部分癌症患者放化疗后出现反复发作的泌尿系感染，清热、利尿、解毒或服用抗生素等方法在急性期可缓解症状，但不能完全根治，由此参悟出此类患者患此疾病的共同病机为"阴阳俱虚、水热气结而导致三焦膀胱气化不力"。五苓散针对的是阳虚，水热气结为水湿之邪大于热邪；猪苓汤针对的阴虚，水热气结为热邪大于水湿之邪，故将二方合用。因此类患者阴分不足，水少液涸，故用熟地黄代阿胶；水少液涸而致的邪热对应了《伤寒论》第184条阳明气血分伏热，故用大黄代滑石。无论阳虚抑或阴虚，此种邪热来源不外以下几种：①厥阴中化太过；②厥阴失阖、太阳失开；③水之源、木之根阴分不足而致的相火离位，故用乌梅。

# 第五节　三焦气方

**［组成］**

酒大黄10g、熟地黄90g、生山茱萸30g、茯苓15g、泽泻15g、熟附子10g、紫油桂10g（后下）、白术45g、黄芪45g、升麻10g、柴胡10g、桔梗6g、桂枝10g。

**［方效］**

此方针对的病机为阴阳俱损，以阳不生阴、阳不化阴，阴分大损为主，同时土虚、土不伏火、相火离位。此时主要矛盾已不是元阳不足，而是具有阴裹阳之力的肾水不足；肾水不足又致内生邪热深伏阳明界面，此二者互相影响、互为因果。

**［方解］**

## 1. 组方要点

（1）由上述邪热导致的虚寒证。邪热体现为"壮火食气"；虚寒证体现为"卫气不用"。因元气生中气，及卫气出于下焦、源于中焦、宣发于上焦，而三焦又为元气之别使，故下焦元气不足，中、上二焦必虚。

（2）上焦。心肺与手厥阴、手少阳两个相火之气同居上焦，除了虚寒也易出现热化之症。主要表现为心主血脉、心主神明、肺朝百脉、肺主通调水道、肺主气功能失常所致的寒热虚实夹杂之症。

临床常见：①卫气不用之失于"温分肉、充皮肤、肥腠理、司开阖"的畏寒、口淡、便溏或二便无力、怕风、多汗、痿痹之症等；②因脉内营阴虚损，阴虚生热及热耗津血，出现怕热、多汗、口苦、口腔溃疡、失眠、心烦、易发脾气、大便干燥、小便黄赤、痿痹之症等。严重者情绪抑郁、狂躁同时并存，及常人难以理解的躯体化。部分癌症多发骨转移属此方病机，临证时需根据患者个体特殊禀赋规律调整药量。

上文必须将阴阳、脏腑、营卫、气血、经脉、五行统为一气来理解、参悟。

### 2. 详细方解

（1）酒大黄、熟地黄为一对药，针对肾水不足与阳明伏热；熟地黄、生山茱萸针对水之源、木之根的不足；茯苓、泽泻伐肾浊；熟附子、紫油桂针对元阳动力不足。

（2）此方病机关键为阴分不足。因"善补阴者，必于阳中求阴，则阴得阳升而泉源不竭"及在外"卫气不用"之虚寒且卫气的源头在下焦，故三焦气方中熟地黄、熟附子、紫油桂药量匹配为90∶10∶10。

（3）天地、生命规律为元气生中气，此为人身先后天两本，而营卫之气全靠中焦对饮食的受纳、腐熟、运化、转输，此即先后天两本互相滋生互为因果之理，故此方中白术、黄芪各45g增强中气之力。

（4）宗气与中气：上焦包含"君主之官""神明之主"的心，及"相傅之官"主一身之气的肺，而"贯心脉行呼吸功能"的宗气亦位于上焦胸中。脾肺同属太阴，故增强中气的同时，也增强了上焦的宗气。此方涉及的血脉之"主血脉之心""贯心脉之宗气""藏血之肝"同时发生虚寒，故方中加用仲景在《伤寒论》中给出的对治之药——桂枝。详参悟：桂枝汤、炙甘草汤、桂枝加桂汤、柴胡桂枝干姜汤、柴胡桂枝龙骨牡蛎汤、桃核承气汤、当归四逆汤、桂枝倍芍药汤、桂枝加大黄汤等方中桂枝的配伍之理。

（5）依据卫气出于下焦，源于中焦，宣发于上焦，且黄芪本身内含少火生气之力，故黄芪、白术为一对药，肝脾同升。临床体会黄芪、白术各45g恢复的卫气之功可同时对治中焦之源（脾胃）、上焦宣发之力（宗气、肺）的不足。其中包括对治了上焦肺通调水道的失职。

（6）宗气不足主要表现为下陷升举不力，故合用张锡纯氏升陷汤，用少量升麻、柴胡、桔梗，升提下陷之中气（张氏名大气）。临床体会：若患者同时出现了气虚生热，易发口腔溃疡，上三药由6g调至10g升散郁火；桔梗临床体会可用一个症状"鼻衄的有无"来把握，若经常出现鼻衄，桔梗不宜用。后世医家提出"立足圆运动，柴胡从左升，升麻从右升，桔梗从中间升"亦有其道理。

（7）水道、气道、脉道亦是此方应用之关键，尤其是水道的理解。下焦阴阳俱损、中下焦气虚之寒热虚实夹杂，方中"桂苓泽术"对治之水道异常已经内寓了托透大法。同时"柴桔"亦可托透伏邪，其理如人参败毒散。这是临证时易忽略、难理解、难应用之点，也是对伏邪如何理解的关键。

无论伏邪是源于内生抑或外邪内陷，疾病发展至疑难杂之程度，"转化归位"是对治伏邪的四字理念。依据人之生命规律和疾病规律，人在不经意间常常通过两种途径同时导致伏邪产生，故依据本气强弱，顺势采用托透法往往有事半功倍之效，甚则为多米诺骨牌效应，这才是祖国医学的最高境界和伟大之处！

复方中每一味药的作用是以无形之气的形式体现，药有神色气味，乃禀天之气、地之味化合而成。多味药之间气的生化化生作用是人的肉眼无法看到的，治病是用有形药物内涵无形天地和气之偏气，去对治患者失常之气的运行，即以天地和气之偏去纠患者病气之偏，不是简单的性味、归经、功用、主治。同一味药配伍不同的药发挥的作用完全不同。但所有无形之气均无法脱离天地规律。如此学习中医，先明自然之道方为捷径，建立《黄帝内经》《难经》《神农本草经》《伤寒论》这一中医体系的思维模式，可以达高屋建瓴、以点达面之效，同时也容易理解历代大医们的立足点、认识角度，在浩瀚的医海中，轻松、省力、稳健、愉悦地前行才是应有的学习之路。

胸中义理明，量度事与物，自然反应当。

# 第六节　丙申顺天方

**［组成］**

酸枣仁15g、茯神15g、柏子仁15g、菟丝子15g、乌梅10g、麦芽10g、桑寄生5g、菊花5g、甘草5g、知母5g、黄芪60g、白术60g、茯苓30g、白芍30g。

**［方效］**

由于丙申年阳明热盛，临床上出现了部分以虚多、邪少、夹热为病机的疾病。立足脏腑阴阳认识，五脏阴虚、六腑阳热同时存在，对治之法犹如自然界的春风化雨润物无声，故将此方命名为丙申顺天方。

**［方解］**

（1）黄芪、白术各60g，乌梅10g：健运、斡旋中气，厚土伏火。

（2）酸枣仁、桑寄生、菟丝子、茯神、知母：对治心、肝、肾、肺之阴精不足及内生邪热上扰心肺，亦对治部分心包、三焦两经之气的热化。

（3）酸枣仁：潜肝、养心。

（4）桑寄生、菟丝子：针对肝肾冲任不足。

（5）茯神：茯苓之心，养心安神。

（6）麦芽：小量条畅郁滞之肝气。

（7）菊花：除了诸花皆散之作用，还应加强对这一药物神、气、形、味中之"神"的理解。"秋天肃杀，却菊有黄花"，故小量使用轻轻疏散肝经风热火之阳邪，间接增强肝之体阴，同时有助阳明之降；人身为一整体，一药之神、气、形、味也是一体。

（8）酸枣仁、知母、茯神、甘草对治虚劳虚烦：肝在体为筋，心在体为脉，肝主藏血，心主血脉，此四药重在心肝阴血虚、邪热内生、热扰心神出现的虚劳、虚烦不得眠。临床体会此种邪热的另一种变化线路体现为内陷至在里、在内、在深之厥阴界面，短期内不会出现大的伤害，部分小三阳患者、部分更年期综合征患者病机与此相同。

（9）菟丝子补益肾精、鼓舞肾气：依"乙癸同源"之理，一味菟丝子兼顾肝、肾二脏，亦有补冲养血之功。味辛、甘、微苦，色黄黑有胶质，因味辛补肾的同时不易留邪，故凡遇肾虚体质易感冒、咳嗽者，外邪入侵在驱邪外出的解表药中亦可酌情加用菟丝子，临床中妇女经期、孕期出现了感冒微热者，解表时常常合用此药。

（10）知母：①对治阳明肌中已形成邪热（如白虎汤、大补阴丸）。②其药名本身内涵金为水之母，这也是肺为水之上源之理。此时的肺对应西方辛金，如桂枝芍药知母汤、知柏地黄丸等。而这两个作用在玉女煎中均有体现。相对而言，知母较石膏作用在更深的肌层。

此方对应的病机为虚多邪少，虚以五脏的气、阴、精为主，而相表里属阳的六腑却表现出了相应的热症。因五脏本气不足身体无法耐受寒凉之药，依据三阴三阳开阖枢标本中之理，遵循土伏火、土载木之天地规律，阴为阳之基之生命规律，生命之根为二阴抱一阳之坎卦之理，厥阴失阖太阳开折及阳明失阖坎水不足之疾病规律，此时平益之方药正可达春风化雨之效，既对治身生之本五脏之虚，同时也对治六腑相应邪热。

# 第七节　志意方

[ 组成 ]

白术45～90g、菟丝子15～30g、五味子5～10g、人参10～30g、泽泻9～15g、升麻5～10g。

[ 方效 ]

通过对《灵枢·本脏》"志意者，所以御精神，收魂魄，适寒温，和喜怒者也"及《灵枢·本神》"心有所忆谓之意，意之所存谓之志"中志与意的参悟，笔者体悟出志与意并非简单直接地对应脾、肾、心三脏。临床中部分患者生活优越、无忧无虑，却无法将人之饮食、呼吸、情绪等如常人一样合理利用、协调而正常生活，出现了精神时好时坏，精力不足，寒温不调，性格怪异。故根据经典将此方命名为志意方。

[ 方解 ]

立足后天，以五脏为核心，依据圆运动"中气如轴，四维如轮，轴运轮转"之理，五脏中以脾升为主，故白术为君，加强太阴脾主开、主升的功能，恢复阳明胃主阖、主降之功。菟丝子、五味子这一对药主要针对肺肾，兼及肝心，参阅药书中之归经，其发挥的作用亦可理解为"君火之下，阴精承之"。对于相对南方热邪、土内层气机升降、清浊失调，用菟丝子、五味子、泽泻、升麻对治。

方中还有其他对药如白术、泽泻，白术、升麻，菟丝子、泽泻，菟丝子、五味子，菟丝子、升麻，人参、五味子，人参、升麻，泽泻、升麻，以及三味组药如白术、菟丝子、五味子和人参、泽泻、升麻，在临床亦应用广泛。

# 第八节　泥丸方

[组成]

熟地黄30～60g、半夏5～15g、五味子5g。

[方效]

何谓泥丸？《修真十书》云："天脑者，一身之宗，百神之会，道合太玄，故曰泥丸。"《紫清指玄集》云："头有九宫，上应九天，中间一宫，谓之泥丸，亦曰黄庭、又曰昆仑、又名天谷。"《道枢·平都篇》云："天脑者，一身之灵也，百神之命窟，津液之山源，魂精之玉室也。夫能脑中园虚以灌真，万空真立，千孔生烟，德备天地，洞同大方，故曰泥丸。泥丸者，形之上神也。"

从上述原文中参悟出：泥丸之意通"人始生，先成精，精成而脑髓生"之精与髓。因人禀天地阴阳五行之气而生，故人之病象属后天中之后天，现象中之现象。治病时，三观（宇宙观、生命观、疾病观）互动，回归一气周流，借助后天有形之物化合出上述原文中"泥丸"对应的气象。神经胶质瘤其中之一的病机线路为精、髓、液不足而致六气绞结、顽痰死血闭阻脉络，可用泥丸方对治。

此方对应的病机为肺、脾、肾阴液不足，燥热内停，肺胃失降，热扰心神，功效为滋液润燥、化阴镇阳、敛肺降胃、补虚安神。

[方解]

肺、胃主降功能失常，其邪气的特点为外燥内包寒、湿、风、痰、瘀。临床常见：①肺宣肃失常的咳嗽、有痰，量不多，较难咯，若咯出则为白色、质稀黏或透明之痰，末可伴泡沫黏涎；②肺主右降不力的便秘，大便干燥可通过食用粗纤维、火龙果、番薯调治；③肺虚燥致心神被扰之眠差、汗多；④胃失于濡润的纳少，胃气失降的便秘、烦躁、咳嗽、恶心、嗳气等。

依据《本草崇原》"（地黄）禀太阴中土之专精，兼少阴寒水之气化。得少阴寒水之精，故填骨髓，得太阴中土之精，故长肌肉"，故师父李可老中医认为地黄经九蒸九晒之后含"坎中一点真阳"之少火之力。"五味子能启肾脏之水精上交于肺"，临床体会五味子可收敛、转化五方不归位之邪气，并借助土气把恢复的元气归入土下水阴中。半夏降肺胃，虽性温但其味辛质胶黏，辛开之力极强，可打开土中之阳明燥结，以达辛以润之之效。

# 第九节 至柔方

[ 组成 ]

乌梅9g、紫苏叶2g、酒大黄2g、茯苓15g、泽泻15g、牛膝10g、大枣10枚、桂枝5g、赤芍10g、白芍10g、菟丝子15g、人参5g、山茱萸5g、生姜15g、带壳核桃6枚、黑小豆30g、葱白1根（切4茎，后下5分钟）。

[ 方效 ]

此方之创源于成功治疗一例急性肾功能衰竭患者，后参悟出部分肾性疾病的病机共性。

部分肾性疾病患者三阴里气亏虚，生生之源匮乏，多为感受风、寒、湿、邪后直接从至表之太阳内陷到至里之少阴，并发生热化，进一步陷到在深、在里、在内的厥阴、阳明界面。临床表现常先有外感，部分患者之后出现下肢、眼睑或周身浮肿的表现，甚者无明显诱因出现蛋白尿、血尿，肾功损害甚至肾功能衰竭等。至柔方针对肾性疾病的这一机理，轻轻呵护元气、开六合、立九州、托透伏邪。

[ 方解 ]

人参（口干喜凉饮或饮水多者用西洋参）、菟丝子、大枣顾护脾肾之气；乌梅、紫苏叶、酒大黄、桂枝、赤芍针对在深、在里、在内之厥阴、阳明，通过阖厥阴、阳明，截断疾病的发展，同时将邪气往至表之太阳层层托透；茯苓、泽泻、牛膝疏导内陷之寒湿阴霾逆气；茯苓、白芍打开局部水热气结；茯苓、泽泻、白术、桂枝乃五苓散之化裁，增强三焦、膀胱之气化之力，从另一条线路托透伏邪。加入五虎汤（生姜、大枣、带壳核桃、黑小豆、葱白）则托透之力更强。全方以轻柔之法，达麻黄附子细辛汤、大黄附子细辛汤之开六合之意。

# 第十节　精津液方

[ 组成 ]

乌梅15g、生甘草30g、炙甘草30g、桂枝10g、赤芍45g、知母10g、熟地黄60g、酒大黄5g、麻黄3g、泽泻10g、猪苓10g、茯苓10g、芥子10g、姜炭10g、升麻30g。

[ 方效 ]

此方针对病机为肾水不足，深层肌中阳明伏热，脉内血热鸱张，脉外卫气不用。

[ 方解 ]

**1. 方解**

（1）麻黄、酒大黄、熟地黄犹如海陆空三军抽通腠理，开六合。

（2）熟地黄、麻黄、芥子、姜炭、桂枝乃阳和汤之化裁，此和阳解凝法对治因厥阴、中气同时下陷至一脏五腑之至阴土中，导致既有寒湿又有气郁化热、化火，表现为太阴、阳明两界面的寒、热、湿、火内停。难点在于如何理解邪所在界面的深浅及如何分消邪气而又无伤正之弊。

（3）肾水不足与阳明伏热互相影响，阳明所主的肌之在里之邪热用知母，相对在表邪热用石膏。此类疾病属血痹，肺、肾、胃之阴损发生的阳明热化对应的是肌之在里之邪热——知母。酸枣仁汤、桂枝芍药知母汤、知柏地黄丸、大补阴丸等方中运用知母即此理。

（4）肾水不足，无形之湿火绞结陷于太阴，熏蒸于上。一用升麻既可升提中气又可升散火邪。二用双苓方对治水热气结（详参双苓方）。

（5）桂枝、赤芍对治厥阴、中气、营卫、血脉中之寒热虚实夹杂。

（6）立足阖厥阴、开太阳之理，此方中具体药物为：乌梅、麻黄、桂枝、赤芍。

（7）立足太阴、太阳同主开之理，此方中具体药物为：升麻、桂枝、麻黄。

（8）对于年之所加，凡出现伤津损液、热盛腐肉、焦骨伤筋、暗耗髓精之病机线路者，立足天地规律、生命规律、疾病规律，运用火生土、土伏火、土载木及滋水涵木、壮水镇阳五大治法，乌梅、生甘草、炙甘草，熟地黄、知母、升麻，桂枝、赤芍、知母是典型的三组对药。

（9）《伤寒论》第279条之灵活运用体现在此方的桂枝、芍药药量比例为1∶4.5。根据脉内血热鸱张之程度，并通过大便、口干、舌上裂纹来推断此二药药量的比例匹配。对于肝硬化患者的血脉情况，笔者总结出赤芍最大量可用至120g。

## 2. 方意

此方之创来源于对下文的糅合、理解：

（1）对气、精、津、液、血、脉、真气及四海（气、血、水谷、髓）基本概念的理解以及下述原文的参悟。

（2）人之构架——《灵枢·经脉》："人始生，先成精，精成而脑髓生，骨为干，脉为营，筋为刚，肉为墙，皮肤坚而毛发长，谷入于胃，脉道以通，血气乃行……经脉者，所以能决死生，处百病，调虚实，不可不通。"

（3）《灵枢·五十营》："天周二十八宿，宿三十六分，人气行一周，千八分。日行二十八宿，人经脉上下、左右、前后二十八脉，周身十六丈二尺，以应二十八宿，漏水下百刻，以分昼夜。"

（4）《素问·六节藏象论》："脾胃大肠小肠三焦膀胱者，仓廪之本，营之居也，名曰器，能化糟粕，转味而入出者也，其华在唇四白，其充在肌，其味甘，其色黄，此至阴之类，通于土气。凡十一藏取决于胆也。"

（5）《素问·痹论》："营者，水谷之精气也，和调于五脏，洒陈于六腑……卫者，水谷之悍气也……循皮肤之中，分肉之间，熏于肓膜，散于胸腹……"

（6）《灵枢·邪客》："营气者，泌其津液，注之于脉，化以为血，以荣四末，内注五脏六腑……卫气者，出其悍气之慓疾，而先行于四末分肉皮肤之间，而不休者也。"

（7）《灵枢·营卫生会》中描述卫气特点为"此气慓悍滑疾，见开而出"及"营行脉中，卫行脉外，营周不休，五十而复大会。阴阳相贯，如环无端。"

（8）《灵枢·本藏》："卫气者，所以温分肉，充皮肤，肥腠理，司关阖者也。"

（9）《灵枢·痈疽》："夫血脉荣卫，周流不休，上应星宿，下应经数，寒邪客经络之中，则血泣，血泣则不通，不通则卫气归之，不得复返，故痈肿寒气化为热，热胜则腐肉，肉腐则为脓，脓不泻则烂筋，筋烂则伤骨，骨伤则髓消，不当骨空，不得泄泻，血枯空虚，则筋骨肌肉不相荣，经脉败漏，熏于五藏，藏伤故死矣。"

（10）《灵枢·刺节真邪》："虚邪之中人也，洒淅动形，起毫毛而发腠理。其入深，内搏于骨，则为骨痹。搏于筋，则为筋挛。搏于脉中，则为血闭不通，则为痈。搏于肉，与卫气相搏，阳胜者，则为热，阴胜者，则为寒，寒则真气去，去则虚，虚则寒。搏于皮肤之间，其气外发，腠理开，毫毛摇，气往来行，则为痒，留而不去，则痹，卫气不行，则为不仁。虚邪偏客于身半，其入深，内居荣卫，荣卫稍衰，则真气去，邪气独留，发为偏枯。"

（11）《灵枢·上膈》："卫气不荣，邪气居之。"

（12）《灵枢·卫气失常》："卫气之留于腹中，积不行，苑蕴不得常所，使人支胁胃中满，喘呼逆息者。"

（13）《素问·逆调论篇》："荣气虚则不仁，卫气虚则不用，荣卫俱虚，则不仁且不用……夫不得卧，卧则喘者，是水气之客也；夫水者，循津液而流也，肾者，水藏，主津液，主卧与喘也。"

（14）《素问·五藏生成篇》："人有大谷十二分，小溪三百五十四名，少十二俞，此皆卫气之所留止，邪气之所客也，针石缘而去之。"

（15）《灵枢·禁服》："凡刺之理，经脉为始，荣其所行，知其度量，内刺五藏，外刺六府，审察卫气，为百病母，调其虚实，虚实乃止，泻其血络，血尽不殆矣。"

方中旨在恢复四季五方一气周行之规律：阖厥阴开太阳、阳明阖坎水足。对于营卫、气血、经脉、阴阳，临床常见的一条病机线路为：厥阴—中气—营卫—血脉。此种参悟为治病之捷径，但内在机理包含了三阴三阳六个界面。人体是一个整体，天人是一个整体，天人合一、天人相应、天人相通、必须立足临床体悟才能明白中医学这门学问之本原。没有神奇的疗效，只有不明的医理。但四部经典中告诉了我们生身之修养在于日常生活中做好人之本分。

# 第十一节　熟地升麻知母汤

[ 组成 ]

在精津液方基础上，去猪苓，熟地黄减为30g，加白术60g、熟附子9g、吴茱萸1~3g。

若在精津液方病机的基础上出现厥少二阴寒象明显，加用小剂量吴茱萸、熟附子。

[ 方效 ]

此方针对太阴已土地之气不足、湿气过盛，同时阴阳炼气过盛、元阳不足。

[ 方解 ]

（1）立足人之生的根本，乾坤两卦之乾元为万物之始，乾为阳，坤为阴。

（2）人之生机之根本，全赖坎中一点真阳。

（3）截断上述其中之一的阳邪源头——三阴之寒（土不伏火、水寒水浅相火离位、厥阴寒最易发生中化太过之火）。

此方针对太阴己土之气不足、湿气过盛，同时阳明燥气也过盛、元阳不足，故加用白术60g；因三阴虚寒，猪苓渗利之性过强，故去之。

# 第十二节 沃土方

## ［组成］

熟地黄250g、黄芪250g、天冬30g、麦冬30g、巴戟天30g、五味子30g、乌梅30g、人参30g、炮姜炭30g、白芥子30g、白芍45g、茯苓45g、生山茱萸45g、熟附子30g、生龙骨30g、生牡蛎30g、活磁石30g、白术120g、紫油桂15g、怀牛膝30g。

## ［方效］

此方针对病机为土气内匮（气、液、阳），厥阴中化太过之火内陷形成阳明伏热、真水不足、土不伏火、相火离位、水不涵木。

此方之创缘于临床总结部分糖尿病患者的疾病共性。针对这一疾病的普遍规律，中医学汤剂可在血糖控制及减少并发症出现两方面发挥相应作用，帮助患者减轻痛苦。此方药量大，经临床总结，每剂加水4500毫升，大火煮开转小火煮4小时以上，煮取600毫升，服法为1周1剂，服5天，停2天，每天2次，每次60毫升。

## ［方解］

### 1. 方意

（1）土气不足，生化乏源，脾失散精。

"糖尿病"的主要界面为太阴。胃为水谷之海，主受纳，脾主为胃行其津液，脾主散精。血糖属精微物质，正常情况是被人体合理利用的，由于糖尿病患者土气内匮，中气不足，运化失司，脾主散精功能下降，血液中精微物质转化不力而致检验指标血糖升高。

（2）土不伏火，肾水不足，阳明（肺、胆、胃、大肠）不降，肺之化源不足。

①导致糖尿病的根本原因在于患者土气内匮（气、液、阳），燥湿不济；"阳明之上，燥气治之"，"阳明之降乃人身最大降机"，阳明失降则肺、胆、胃、大肠气机逆上，燥热火内生。②阳明伏热必耗肾水，土中津液受损，土不伏火，相火离位。③因肺为水之上源，上焦肺之化源不足，必出现下焦肾水不足，即"二阴抱一阳"及"阴为阳之基"之真阴匮乏，久之阴损及阳，出现阴阳俱损。

（3）肾水不足导致水不涵木、木生火太过或水火失济、心火太过。

## 2. 方解

（1）"土能生万物，无土不成世界"，通过大剂黄芪、白术、人参达厚土载物之功；师父李可老中医对黄芪的认识对笔者的启发最大，他提出："黄芪，生于中国北方，根长数尺，深入土中，其根体极松，孔道多而大，下吸地下黄泉之水，上滋苗叶。其皮色紫黑，紫可入心补心气；黑可入肾补肾气；气温与肝气相投，故可入肝补肝气；其肉色黄，味甘，入脾，大补脾气而生肺金之气，且诸气皆统于肺，肺行呼吸，是为诸气之总司令，所以说黄芪于人身诸气皆补。我在临床中，不管遇到什么疑难杂症，凡见气虚下陷者，皆重用黄芪，疗效很好。对于小便时可嗅出糖气与烂苹果味的糖尿病患者，病机为脾气不足下陷，津液失升，并失掉统摄糖质能力，故糖随津流出，黄芪量小殊难奏功，再之前医已服过许多滋阴养津药，脾已为水湿浸泡而壅遏，脾之不运必有瘀血水湿互阻，气不返而津不升，故口干不欲饮，法当用大剂黄芪大补脾气为主……"《神农本草经》曰："气味甘，微温，无毒。主痈疽，久败疮，排脓止痛，大风癞疾，五痔鼠瘘，补虚，小儿百病。"《本草崇原》曰："黄芪生于西北，得水泽之精，其色黄白，紧实如箭杆，折之柔韧如绵。禀火土相生之气化……温肌肉……补气助阳……内资经脉，外资肌肉……曰补虚者，乃补正气之虚，而经脉调和，肌肉充足也。小儿经脉未盛，肌肉未盈，血气皆微，故治小儿百病。"

结合上述观点，参悟出黄芪之味甘，色黄白，对应土；气微温，对应"少火生生之气"。一味药体现了"火生土、土伏火"之中医治百病的大法。故提出黄芪具有"运大气、定中轴、健中气、充里气、实肉气、厚土气、托腐气"的21个字的作用。若重剂使用，则有由中焦达下焦之力，如吴鞠通《温病条辨》中"治下焦如权，非重不沉"之理。

重剂白术120g重在通过健运太阴对治阳明不阖，与大剂黄芪合用有托腐生肌之功，可防治糖尿病坏疽。

（2）引火汤：病机及临床典型症状详见《李可老中医急危重症疑难病》。

（3）白芍：降甲胆。茯苓、白芍这一对药开局部水热气结。

（4）乌梅敛降一切离位相火；五味子可收敛、转化五方不归位之邪气，并借助土气把恢复的元气归入土下水阴中；生山茱萸固涩滑脱，收涩之中兼具条畅之性，故又通利九窍，流通血脉，补肝体、助肝用，敛正气而不敛邪气。此三药配黄芪、熟地黄、人参，一增强土伏火之力，二达酸甘化阴之功，三增强元气。

（5）紫油桂、熟附子温益元阳，配大剂熟地黄，法"善补阳者必于阴中求阳，则阳得阴助，而生化无穷；善补阴者必于阳中求阴，则阴得阳升而泉源不竭"之理。

（6）生龙骨、生牡蛎二药，为固肾摄精、收敛元气之要药，活磁石吸纳上下，维系阴阳，怀牛膝益肝肾、引火下行至五之气阳明，此四药可有效防治高血压。

（7）白芥子祛皮里膜外之痰，炮姜炭复太阴之阳，温通血脉又可止血，与熟地黄、紫油桂合用可达和阳解凝之效，此可对治部分糖尿病周围神经病变。

本方包含了引火汤、来复汤、生脉饮、阳和汤、桂附理中汤、四君子汤、芍药甘草汤、破格救心方、癸巳寒水方等多方之意。

# 第十三节　问天方

[组成]

乌梅9g、甘草30g、炙甘草30g、黄连1g、升麻10g。

[方解]

此方源于对天舟一号、天宫二号自主快速交会对接、密封、浮动、太空加油依靠气体压力的参悟。中医方药在人体内发挥的"以偏纠偏"之力如同天舟一号、天宫二号精准的对接，故将此方命名为问天方。

仲景一部《伤寒论》法中之深意，方中之神韵，犹如大千世界，既有不二法门，又有方便法门。师父李可老中医2006年底治疗一位三衰老年患者的高热时，告知我"乌梅、紫苏叶"这组对药加在原方即可，其理为"阖厥阴、开太阳"。这是我学习中医以来第一次听到这样的医理和用药。一剂药后患者的高热消退，内心的震撼、折服促使我坚持不懈的参悟四部经典。经过临床日复一日的体悟，渐渐明白了乌梅丸中乌梅为君药之理。

2016年一年的时光，笔者艰难地求索于阳邪之对治。年底终因对《黄帝内经》的学习，明白了临床疗效不如意的病例应该是"年之所加，气之盛衰，虚实之所起"之理。人身有两火——君相二火，而此2016年之阳邪伤人的共性为离位之相火，故问天方君药为乌梅。

搭配乌梅之药需具备以下四点，一可达土伏火，二可达土载木，三益土气并兼治土中内生之寒热二邪，四能对治此源于年之所加之离位相火。唯恒顺承天之先天坤卦是捷径，中药中能有此功用的为有国老之称的甘草，因土气不足寒热内生，故生甘草、炙甘草同用。

中土寒热二邪绞结，因土气不足，在患者身上体现为土中之轻微湿热、实热充斥上、中、下三焦（心、胸、口、胃、肠），故仅用1g黄连。

相火离位，一部分浮游于外，另一部分内壅于"散于胸腹、熏于肓膜""先行于四末皮肤分肉"之卫气作用的部位。笔者体悟此类患者土气不足、内生火邪，而这里的土不单指脾胃，亦指《素问·六节藏象论第九》"脾胃大肠小肠三焦膀胱……此至阴之类，通于土气"之一脏五腑。要对治上述三种火邪，需用能集升散此种壅阻之气、作用于土气、散火解毒之功的药——升麻。升麻可从至阴之地起陷升散至人之最高位——脑部（如清震汤）及人之至表——皮肤（如大剂升麻治疗天疱疮）。

# 第十四节　开门逐盗方

## [组成]

炙甘草20～60g、干姜5～30g、熟附子10～30g、人参30g、麻黄3g、辽细辛（根部入药）1～15g、乌梅9～15g、半夏5～30g。

## [方效]

此方针对的两种病机，一为少阴阳虚、在表风寒直中少阴，二为内生风寒深伏于少阴，二者皆影响肺、胃主降之功。治以扶益少阴元阳、托透伏邪，犹如开门逐盗，故命名为开门逐盗方。此方理解难点为"太阳"——坎卦、少阴。

人身之"太阳"对应自然界六气中之寒气，五行中之水，总称谓太阳寒水之气，位于北方，对应五脏之肾及后天八卦之坎卦☵。此种太阳寒水之气蕴含着人身之最大阳气，此阳气深植于土下水阴中，故太阳寒水之气所在的北方又是阳根之所。因为此时人与自然之气均处于封藏之态，故此种温和并蕴含着最大阳气的太阳寒水之气是万物生长之源头，又是人身之生生之源。

笔者认为《伤寒论》的"伤寒"伤的是上述之太阳——人身之本，亦即二阴抱一阳的阴阳和合之气。此气若被六气中任意一气破坏，立足阴阳二气，其病机为阳虚则寒，阴虚则热，阴阳俱虚，寒热并现。恢复此坎卦之法为遵循形成此种气的运行规律，即人身或自然界中的阳气需经过土再降入土下水阴中。此种规律曰"土伏火"。

[ 方解 ]

对治土气不足兼夹寒热之气者，首选甘草，其味甘，性平。甘味入土，脏腑阴阳之气皆归土中，气得其平故可调和脏腑，通贯阴阳，治理脏腑阴阳之正气以除五脏六腑寒热阴阳之邪气，以土性之柔和化解毒物于无形，与《道德经》第43章"以天下之至柔，驰骋于天下之至坚，无有入无间（出于无有，入于无间），吾是以知无为之有益。不言之教，无为之益，天下希及之"同理。土气增强后，须将不归位的阳"伏"于每个造化个体本自应有的土下水阴中。少阴元阳不足最易出现火不生土，故选熟附子、干姜温元阳、暖土气，通过君药炙甘草将此二药之阳热之气伏于土中，并渐降沉至造化个体的土下水阴中。此乃四逆汤火生土，土伏火，深固阳根，加强生生之力之理。师父李可老中医认为"一首四逆汤通治百病，此论先天肾气"与上同理。

此方用乌梅存在三种病机线路：一为土下水阴中阳气减少，出现"水寒龙火飞"，表现为离位的相火；二为根据"阳生阴长"之理，阳少则阴同时减少且出现"水浅不养龙"，这在"水寒龙火飞"的基础上进一步加重了土下水阴中阳气的离位；三为厥阴中化太过、厥阴失阖、太阳开折，出现高热。

敛降一切离位相火首选乌梅，此遵循了一日厥阴阖、太阳开之天地运行规律。且乌梅配甘味益土之药既具土伏火之功又具酸甘化阴之效，阴阳并补。

立足凡病皆为本气自病，虚人既易外感六邪，又易内生六邪。在四逆汤的基础上，此类虚人扶正应合用人参。人参可补五脏元气，中气乃元气所生，人参亦可补益土气，且人参性凉，土可载木，对于厥阴中化之火也有制约作用。

立足凡病皆为本气自病，风寒直中少阴，能抽通至表之太阳到至里之少阴膜理的方为麻黄附子细辛汤。

除了寒、热、火、风之外，燥气是临床上更易被忽略的方面。因肺俱土金二德、主气、司呼吸、通调水道、朝百脉，而由夜转为日的曙光呈现正是五脏中肝肺顺接之理，肺属手太阴，太阴土中燥气一盛，肺之上述功能失常，最常见之症为咳、呕、便秘、咯痰。肺主右降，肺与大肠相表里，肺气的肃降，可防治阳明燥金逆上之气，故首选半夏。阳明之降乃人身最大之降机，阳明降，坎水足。

此方立足一气，针对风、寒之邪由太阳直中少阴并发生了厥阴中化太过之证，或针对沉寒痼冷深伏体内多年并发生了厥阴中化太过之证。故开门逐盗方既可治虚人感受风寒之邪出现的发热、头痛、咳嗽、便秘等症，又可治稍受风受凉即出现发热、恶寒、神疲、咳嗽、恶心等症。

# 第十五节　癸巳寒水方

[组成]

茯苓45g、白芍45g、白术30g、熟附子30g、炙甘草75g、人参30g。

[方效]

此方针对的病机为：元阳不足，寒水之气随逆上之甲胆壅阻南方；在下阳气虚，在中土气虚，在上水气热；左直升右不降，矛盾集中在南方。

[方解]

（1）北方阳虚，寒水之气随厥阴风木直升——熟附子、茯苓。

（2）釜底火不足，釜中寒湿、水湿内停——熟附子、白术、茯苓。

（3）东方甲乙木，北方壬癸水，自然之理，甲胆一降，相火下秘，阳根深固。风木升发太过，甲胆失降，壅阻南方化热——芍药甘草汤。

（4）元阳不足，不能上燠中土，中土虚寒；因南方有热，土气薄，土不伏火，故炙甘草、熟附子之比为2.5：1。

# 第十六节　丁酉寒水方

[组成]

茯苓45g、白芍45g、熟附子10g、人参30g、炙甘草45g、白术30g。

[方解]

此方之根本病机为寒水之气逆上，与癸巳寒水方相同。丁酉年为正商年，但火热燥用事甚剧，此方之创乃源于2017年霜降之后，临床出现一共同病机同癸巳寒水方，但下焦元阳不足较癸巳年轻、甲胆逆上之热较癸巳年重，故熟附子减量至10g，炙甘草与熟附子比例由2.5∶1调整为4.5∶1。

# 第十七节　中脉方

[组成]

茯苓45g、白芍30g、生半夏30g、泽泻30g、怀牛膝30g、乌梅30g、石膏30g、党参30g、酒大黄30g。

[方解]

此方对治肿瘤局部大实证——以水邪为主。还有来源于以下六个方面的邪气：①阳明经腑伏热；②甲胆逆上之热；③寒湿阴霾逆气；④水热气结；⑤离位相火；⑥顽痰败血。肿瘤巢穴周围气、血、水三道运行受阻，细如夹缝。

依据河洛之中五数理，均对应土，而土位中央有枢机旋转之功，故选用"主内外旋转，上下交通"之茯苓为君，重剂渗利下气伐肾邪，解热散结而起阴，一药补泄兼具。并通过参悟释家七轮三脉和藏医学太极图中三条鱼气机运行之理，将此方命名为中脉方，即以茯苓为中心点，按照邪之来源，配以石膏、酒大黄、生半夏、白芍、泽泻、怀牛膝、乌梅、党参对治。

# 第十八节　降甲胆类方

降甲胆类方均以芍药甘草汤为基础方，此方共有三个作用：①土载木；②"甲胆一降，相火下秘，阳根深固"；③"甲胆一降，乙木自升，生化无穷"。

## 一、云手方

[组成]

白芍20g、炙甘草20g、姜炭10g、柴胡3g、熟附子3g。

[方解]

全方组方思路犹如太极拳云手一式，通过腰脊之力带动双手，这种传递性的内力使肩臂被动不用力，让手随人而动。云手必须具备的同侧胯后缩、异侧一脚沉撑用力两个要素犹如少阴少阳两个枢机，故名云手方。少阳、少阴同主枢，二者既为三阳之枢又为三阴之枢，犹如太极图中阴阳鱼眼，方中小剂量柴胡、熟附子即分别对应少阳、少阴的枢转之力。

病机线路：

（1）此方病机为甲胆不降，逆上为热（芍药甘草汤），同时伴有手、足太阴肺、脾轻微虚寒（姜炭）；白芍、炙甘草和姜炭三药为《伤寒论》第29条芍药甘草汤、甘草干姜汤之合方。

（2）甲胆失降导致少阴虚寒（熟附子）。

（3）阳明界面有甲胆逆上之热，太阴界面有轻微虚寒，同时少阳枢机枢转不力（柴胡）。

## 二、乙未甲胆风火方

### ［组成］

白芍30g、炙甘草30g、白术50g、茯苓15g。

### ［方解］

此方针对乙未年出现的甲胆失降导致的风火相煽之证。太阴己土之气不足，水湿内生，同时伴有轻微阳明燥气太过，故重在降甲胆以对治风火相煽之势；同时通过大剂白术崇土治水、健运太阴对治轻微的阳明燥气；茯苓理先天元气的同时，渗利水湿之邪。

## 三、小儿降胆开胃方

### ［组成］

白芍10g、炙甘草10g、白术30g、太子参10g、杧果核15g。

### ［方解］

此方针对的病机为甲胆失降，气机郁结，营热卫寒。临床常见小儿多汗、眠不安、便干，首选芍药甘草汤对治；卫气在外失于温煦，临床多见手足凉或汗后怕冷怕风；因土之气阴受损，合用太子参；胆胃失降，大肠传导功能不利，己土气虚湿停，与胆、胃、肠之邪热绞结为湿热，合用白术；因土虚、土中燥湿失济，合用杧果核。

# 第十九节　三阴寒湿类方

三阴寒湿类方的创制源于对师父书中所述温氏奔豚汤的参悟。2013年一位湖北患者前来就诊，特别强调其体质特点为肝脾肾虚寒湿，因其看过师父的专辑，服用温氏奔豚汤后病情可缓解一半，通过反复琢磨该患者的体质结合其取效一半之理，将温氏奔豚汤与师父的破格救心汤合用，取得了满意的疗效。后经反复理论研究与临床实践，确定了三阴虚寒湿方、三阴寒湿方、逆气方、寒湿方、日不退转方、归根守静方的药物组成。

## 一、温氏奔豚汤

### ［组成］

淮山30g、茯苓15g、泽泻15g、怀牛膝15g、熟附子10g、炙甘草20g、人参10g、沉香5g、砂仁5g、紫油桂3～10g（后下）。（详细参阅《李可老中医急危重症疑难病经验专辑》）

### ［方解］

临床总结出"山苓泽牛附草参"对治的共同病机为元阳不足、阴分受损，冲脉夹肝寒所生之风、内生寒湿阴霾之气直升上逆，若出现了上干之势如奔豚气，则用师父专辑原方。温氏奔豚汤重在温阳、降寒湿阴霾逆气，同时以阴配阳，故方中不用干姜、白术。

## 二、逆气方

[组成]

酒大黄10g、茯苓30g、泽泻30g、怀牛膝30g、熟附子10g、炙甘草30g、人参30g、淮山60g。

[方解]

"山苓泽牛附草参"对应的病机相同，针对同时出现了阳明燥气失降的气血分邪热，故合用酒大黄。

## 三、三阴虚寒湿方

[组成]

淮山60g、茯苓30g、泽泻30g、怀牛膝30g、白术90g、熟附子30g、干姜30g、炙甘草60g、生山茱萸60g、人参30g、生龙骨30g、生牡蛎30g、活磁石30g。

[方解]

"山苓泽牛附草参"对应的病机相同，因三阴界面寒湿弥漫，元阳受损为甚，故合破格救心汤。

## 四、三阴寒湿方

[组成]

淮山60g、茯苓30g、泽泻30g、怀牛膝30g、白术90g、熟附子30g、炙甘草60g、生山茱萸60g、人参30g。

［方解］

"山苓泽牛附草参"对应的病机相同，同时兼有萌芽蓄健不力及阳明燥气略过，此时太阴以寒湿二邪为主，因可通过健运太阴而对治阳明，故合白术、生山茱萸。

## 五、寒湿方

［组成］

泽泻30g、白术30g、茯苓30g、熟附子15g、干姜15g、炙甘草30g、人参15g、生山茱萸30g。

［方解］

病机以寒湿弥漫充斥三焦为主，阳气不足为辅，寒湿阴霾窃踞阳位。治法以疏导寒湿阴霾为主，扶益元阳为辅，茯苓、泽泻、白术各30g，以加强泻湿浊之力；熟附子、干姜、炙甘草、生山茱萸则护阳根、蓄萌芽。

## 六、归根守静方

［组成］

淮山60g、茯苓30g、泽泻30g、怀牛膝30g、白术90g、熟附子30g、干姜30g、炙甘草60g、生山茱萸60g、人参30g、生龙骨30g、生牡蛎30g、活磁石30g、黄芪120g、当归15g、乌梅30g、半夏15g。

[方解]

在三阴虚寒湿方对应的病机基础上，黄芪120g以定中轴，健中气而滋养灌溉元气；当归补肝体，乌梅敛降相火，加强厥阴主阖之力而增强元气；半夏降肺胃，加强阳明主阖功能。《道德经》第16章曰："归根曰静，是谓复命；复命曰常，知常曰明。"此方通过四条线路加强了根气，深固了阳根，故命名为归根守静方。

## 七、日不退转方

[组成]

淮山30g、茯苓15g、泽泻15g、牛膝15g、白术45g、黑顺片15g、炙甘草30g、生山茱萸30g、人参15g、吴茱萸3g、五味子3g、桂枝10g、赤芍30g。

[方解]

在三阴寒湿方对治病机基础上因日出时厥阴下陷为寒的同时发生了厥阴中化太过之火致脉内血热，脉外虚寒。常见症状：食寒凉食物易腹泻或易出现晨泻，多梦，易醒，心悸，皮疹，易咽痛。此方在充实三阴里气的同时，加用吴茱萸、五味子、桂枝、赤芍四药对治日出时厥阴界面寒热气结，恢复风木正常功能，故命名为日不退转方。

诸类方中淮山以阴配阳之理：寒湿邪盛、风木疏泄太过，或兼夹阳明经腑燥热之邪，损及阴分。此时出现的三阴界面阴阳俱损，需选用可对治肺脾太阴之虚热，又可助肺之化源之力，同时兼顾土、金、水三者的阴药以配阳。具备上述功能者为得中土之专精，汁液黏滑、晶莹之淮山药。

## 八、三阴承气汤

[组成]

白术60g、党参30g、炙甘草30g、白芍30g、淮山30g、茯苓15g、泽泻15g、怀牛膝15g、半夏15g、乌梅15g、龙骨15g、牡蛎15g、活磁石15g。

[方解]

承气汤类方均有一共同病机，故或用芒硝，或用大黄，或硝、黄共用。但临床有一部分患者，阳明燥、火邪盛的同时阴阳俱损、后天胃气极弱，不宜用硝、黄。笔者曾在2013—2014年间治疗一肺结核伴空洞形成的患者，体力虚弱至行走步态不稳并纳食极少，但其咯血、头痛、烦躁、便秘阳明邪热之症为甚，二者俱为主要矛盾，如何扶正的同时对治阳邪是临床的重点、难点。

通过参悟来复汤、芍药甘草附子汤、镇肝熄风汤、耳聋左慈丸等方的医理，分析出此类疾病的根本病机为三阴本气不足，出现的阳明邪热之症亦来源于此，故治疗时应立足三阴。阳明邪热源头有四：一为太阴土虚，土不伏火；二为厥阴中化太过；三为甲胆逆上；四为寒湿阴霾逆上，壅阻南方，形成"气有余便是火"。

依据师父李可老中医"三阴统于太阴"之理，方中首选白术60g为君药，一药两用，健运太阴，同时对治阳明失降之邪热；党参、淮山、炙甘草各30g，益土中气阴、气阳；白芍、炙甘草降甲胆；茯苓、泽泻、怀牛膝降寒湿阴霾之逆气；半夏降肺胃之气；乌梅敛降一切离位相火；龙骨、牡蛎固肾摄精、收敛元气；活磁石吸纳上下、维系阴阳。因此方通过上述四条线路达到了承降阳明的作用，故名三阴承气汤。在之后的临床实践中，部分便秘、哮喘、腹胀患者，其病机与此相符者，使用此方均取得了满意疗效。若下焦元阳不足明显者加用少量熟附子，且炙甘草的药量至少是熟附子的两倍。此时熟附子的使用不但可温益元阳，还可截断"水寒龙火飞"对应的邪火之源。

# 第二十节 抟气致柔方

[组成]

生山茱萸30g、人参30g、生龙骨30g、生牡蛎30g、炙甘草30g、白芍30g、柴胡6g、升麻6g、桔梗6g、黄芪18g。

[方解]

此方针对的病机为厥阴、中气同时下陷导致的元气不足。临床常见乏力，多汗，怕冷，怕风，头晕；妇女常伴易发脾气，经期延长，严重者暴崩如注，并自觉虚不受补。依据"肝为元气萌芽之脏""脾气散精，上归于肺，通调水道"，故将张锡纯之来复汤与升陷汤去知母合为一方，立足厥阴、中气蓄健萌芽、升举大气以增强元气，故命名为抟气致柔方。方中来复汤蓄健萌芽之力可防黄芪、升麻、柴胡、桔梗升提太过。

# 第二十一节　降伏六气方

## [组成]

黄芪250g、白芍90g、炙甘草90g、熟地黄90g、天冬30g、麦冬30g、巴戟天30g、五味子45g、茯苓45g。

## [方解]

依据河洛数理、"无土不成世界"，及"土伏火"乃治病大法的原则，此方针对部分土虚不伏火、水浅不养龙、甲胆逆上导致的龙雷火内伏为主，同时夹杂其他风、寒、暑、湿、燥五气，相互绞结成形而形成的肿瘤，或五气均以无形之气随火性炎上之自然属性壅阻于圆运动南方而出现的实证，如顽固性头痛，睡眠障碍，妇女经前便秘、烦躁、多汗等。

方中重剂黄芪运大气、定中轴、健中气、充里气、实肉气、厚土气，引火汤引火归原，芍药甘草汤益土载木、降甲胆。因甘味药多故将五味子用量调整为45g。临床若出现典型的君相二火均失常，则将五味子调整为30g，加乌梅30g。

此方对治的六气重在火邪，因遵循了先天坤卦恒"顺承天"之理，非直接寒热对抗而治，故命名为降伏六气方。

# 第二十二节  炙甘草汤

[组成]

炙甘草60g、人参30g、桂枝45g、麦冬60g、生地黄250g、大枣30枚、生石膏30g、防己30g、蒸附片30g、姜炭30g、乌梅15g、僵蚕15g、五味子10g、山茱萸10g。

[方效]

滋液生津益土，清热养血益气，调阴和阳复脉。

[方解]

（1）因阳明失降，滋润之品难以发挥其渗灌作用，故炙甘草汤原方去阿胶、麻子仁；邪火盛与水寒同时存在故去生姜、清酒，直接加蒸附片；生石膏清解阳明邪热，防己通水湿邪热壅阻之经络，加强肺之化源之力；生石膏、麦冬、人参、炙甘草乃竹叶石膏汤之化裁，说明虚羸少气乃源于阳明邪热内伏。

（2）大剂生地黄壮水镇阳、加强阳明多气多血之功能，虽有桂枝，因同时加用了生石膏、蒸附片，故厥阴、阳明、少阴同治，在液、津、血化生的同时加强了春之发陈以及阳根深固之力，同时截断了"水寒龙火飞"之源头。

（3）乌梅、僵蚕可深入至体内所有脂膜分肉之中，转化火毒秽邪。

（4）五味子、山茱萸针对不明之君火、木生火太过之邪火，同时配合他药均可达生生之源，增强元气，阴阳并调。

（5）姜炭合炙甘草乃甘草干姜汤，因肺为手太阴辛金之气，此时肺虽燥热枯涸，同时必有太阴虚寒之病机，故加姜炭温而无助邪热之弊。

（6）若先天禀赋脾气虚弱，易大便质黏、多食易腹胀、不能多食肥腻之品者，上方亦可加清酒（酒精度为17%vol以下）700ml同煎。

[ **变通分析** ]

生石膏、防己合桂枝、人参乃《金匮要略》治疗支饮的木防己汤，但药量进行了调整。人参、麦冬、五味子乃生脉饮。此方集复脉与生脉于一体，脉之复与生与多气多血之阳明、肺为水之上源及液、津、血、髓关系密切。

### 1. 虚寒——实热

2018戊戌火年，出现了一类脉外卫气失用的虚寒之证，但患者同时伴有液涸、津枯、血少之阴分虚损并热化、火化，肺因邪热熏蒸化源匮乏，而其邪火又深伏体内，故此类虚寒证不宜用辛温燥烈之药治疗。按卫气营血辨证以营血分为主；按三焦辨证属下焦，且对应一甲、二甲、三甲三个复脉汤及大小定风珠之证；按《伤寒论》六经辨证可归入虚羸少气、咳逆欲吐之竹叶石膏汤对应的阳明热化证，说明《伤寒论》第397条原文之虚羸少气乃源于阳明邪热内伏、壮火食气。无论从哪个角度和层次切入认识，恢复此类"枯、涸、槁"首应增强的是脉内外之液、津、血，而能润枯、滋液、生津、养血、复脉之药，首选《神农本草经》之干地黄，即现在的生地黄，增强脉内外之液、津、血即是增强营卫二气。

## 2. 肺

《素问·痿论》曰"肺者，脏之长也，为心之盖也"，针对此类燥热火邪与津液亏损之证，加强肺这一水之上源首选生石膏和人参，因肺虚最易同时内生寒热，故常常合用甘草干姜汤。

## 3. 天地、生命、疾病规律

戊戌年火运太过，此种下焦阴分不足兼阳明热化之证，依据土能生万物、无土不成世界之理，此时必存在土虚不伏火之离位相火；依据客气规律厥阴阳明同主阖，必存在厥阴中化太过之相火故加乌梅。且乌梅与石膏配伍共达加强厥阴阳明同主阖功能，与甘味药配伍又能酸甘化阴。

## 4. 津液——阳气——卫气

津液功能的发挥正是"阳气者，精则养神，柔则养筋"的体现。而卫气属阳，一但不能发挥"温分肉，充皮肤，肥腠理，司开合"之功能，虚寒症状则相应出现。因"营在脉内，卫在脉外，阴阳相随，内外相贯，如环无端"，故对治卫气失用关键在于液、津、血的生化化生。

## 5. 阳明燥气与液、津、血（髓精）

《灵枢·经脉第十》曰："胃主血所生病者，胆主骨所生病者，大肠主津所生病者，小肠主液所生病者，膀胱主筋所生病者，三焦主气所生病者。"

《灵枢·决气第三十》曰："腠理发泄，汗出溱溱，是谓津。谷入气满，淖泽注于骨，骨属屈伸，泄泽补益脑髓，皮肤润泽，是谓液；中焦受气，取汁变化而赤，是谓血；壅遏营气，令无所避，是谓脉。"

胃为水谷之海，大肠、小肠属胃。胃又为足阳明戊土之气，喜润恶燥，阳明又具多气多血之特点。液、津、血来源于胃，为阳明之本体。无论是复脉抑或生脉，液、津、血的生化化生与胃、阳明的功能强弱互相影响，并且成为"复脉、生脉"的捷径，也是复脉方中重用生地黄和复脉、生脉两方均用麦冬、人参之理。

### 6. 一脏五腑之至阴

《素问·六节藏象论》曰："脾、胃、大肠、小肠、三焦、膀胱者，仓廪之本，营之居也……此至阴之类，通于土气。"《营卫生会》《邪客》《痈疽》《决气》四篇，说明饮食、中焦、津液、肺是血生成的四大要素。

此至阴土气生化运载的功能失常，既包括了脾不能执中州以溉四旁，也包括了五腑是主所生病。笔者认为此乃炙甘草汤以炙甘草为君药之理，同时也说明对治此土之异常是增强液、津、血及卫气的一条途径。

### 7. 胆

《素问·六节藏象论》中"凡十一脏皆取决于胆"，反映的是人生命活力的"少火生气"之力，即春生、春升之力，亦即《素问·四气调神大论》"春三月，此谓发陈"中的发陈之力。此种少火生气之力的源头乃为坎中一丝真阳，但体现的却是厥阴风木和缓有序的升发，故方中配桂枝、附子。

反复揣摩师父李可老中医炙甘草汤之意，结合上述参悟以及2018戊戌年运气特点，此方之邪火病机线路为如下六条：土不伏火；水不涵木致木生火太过；水寒龙火飞；水浅不养龙；肺之化源匮乏；内伏邪火停留于脂膜分肉，致焦骨伤筋、液涸津枯、血少髓消和经络不通不荣。

复脉汤　　伤寒，心动悸脉结代

主治心血亏虚，神气失养，邪祛虚多，滋阴和阳。

炙甘草60　党参30　生地⅒⅖0　桂枝⅘45　麦冬125

东阿胶化入30　麻仁60　生姜45　大枣30枚擘

煮服法：

加米酒1400ml，水1600ml，先煮八味取600ml（文火久煮），内胶烊消尽，温服700ml
3服/日

三阴汇于太阴，炙甘草为君，甘入脾，补中土。

滋涸四旁，气药入心以充血脉，地冬寒凉之气
无以发陈蕃秀之气（春主升发，夏主蕃秀）故佐以参、桂（似以滋阳方宜）佐麦冬，以通以敷营，姜枣佐炙草以和营运邪，胶、麻佐地黄，补血而养阴血充，心脉自通，结代动悸自除。

**师父李可复脉汤方义手稿1**

纵观方义，作是为热病合邪，阴血大伤立法。且阴损以及于阳，气为血帅，既亡之阴血难以骤生，未亡之气所当急固，故以炙草炒甘温补之为君，佐人参益气生津，桂枝、清酒、桂龙牡通阳，姜枣和营卫，当此大队滋阴之品方可发挥作用。犹恐只以阴药有碍阳气散布，复加大剂姜酒之温通有助。虽是滋阴主方，而仲圣护阳之意随处可见。识得此一层深意，则炙脉汤之妙谛已得八九。阴损固宜补阴，但阴过盛则阳必衰，阳衰则生机顿灭。生死关头，勿忘顾护之意！因此，炙脉汤法若见腹痛顺逆而结代顿见，便是一丝残阳将灭，宜及大剂硫磺方救阳。若已见亡阳诸候，则炙脉汤中加生附子1枚为妥！

师父李可复脉汤方义手稿2

# 第二十三节　真武汤

**[组成]**

茯苓45g、白芍45g、生姜45g、白术30g、附子1枚（炮，去皮，破8片）。

**[方解]**

依据《伤寒论》第82条"太阳病发热，汗出不解，其人仍发热，心下悸，头眩，身𰓴动，振振欲擗地者，真武汤主之"和《伤寒论》第316条"少阴病，二三日不已，至四五日，腹痛，小便不利，四肢沉重疼痛，自下利者，此为有水气。其人或咳，或小便利，或下利，或呕者，真武汤主之"，得出几个关键语。

①筋惕肉𰓴；②振振欲擗地；③眩晕；④心悸，浮肿。

①引申：一切风木妄动之征象，小儿双目眨动不停，大人不定处肌肉突突跳动，上下眼睑跳动，面肌痉挛……部位：脾所属。治则：补火生土，壮元阳以消阴翳。性质：木克土。

②、③、④为水气、痰饮：脾为生痰之源，肺为贮痰之器，肾为痰饮之根（水泛为痰，阳不化阴）病在三阴，太阴统之。脾胃为釜，釜中之物，唯火可以熟腐、运化，散精于五脏。故脾胃本病，理中，小建中，牵涉釜底之火，则大桂附理中，补火生土。若见生克乖乱，但扶其正，听邪自去。若木克土，不单是木气强，重点是土气虚，土旺则自不受克。难经提倡之隔二隔三疗法，我很少用，但特别注重"虚则补其母"（东方虚，西方实，补南方，泻北方，以中气为圆运动之轴）。我治数百例小儿眨眼病，见此等患者大多面黄肌瘦，精神萎靡不振，食少

便溏，得知皆因太阴不升，直接用理中汤，十天半月即大为改观，以桂附理中收功。30岁前，还注意"抑"木，用一些平肝熄风之类，实是画蛇添足。而且"木"气，乃生生之气，张锡纯叫作"生命的萌芽"，岂敢任意摧残！（镇肝、伐肝、泻肝！）真武汤之用白芍，乃是降胆（甲木），酸以敛之，使升发太过的肝气（乙木），回归肾水之中，成为坎中一阳。只有"降"得到位，才能生化无穷。故"十一脏皆取决于胆"，涵义在此。一切属于少阴、太阴两虚之证，真武汤完全可以胜任。

师父李可真武汤方义手稿

# 第二十四节 大乌头汤

## ［组成］

黄芪250~500g、麻黄45g（得汗后减为5g，自汗者不用）、桂枝45g、赤芍45g、白芍45g、制天雄45g、制川乌30g、黑小豆30g、防风30g、辽细辛45～90g、当归45g、干姜90g、炙甘草60g、人参30g（捣）、蜂蜜150g、生姜45g、大枣12枚。

煎服法：加水7斤（约3.5L），文火煮2小时，去渣，入蜜，文火煮取6两（约0.3L），分3次饭后服。

加减法：

（1）久病胃气已败，先救胃气，胃气来复，食纳大增时用上方。救胃气方：白术、干姜各90g，砂仁米30g（后下7分钟），炒麦芽60g，半夏65g，藿香10g，佩兰10g，制天雄45g，紫油桂15g（后下7分钟），炙甘草60g，人参45g（捣），生山茱萸90g，生姜65g。煎服法：每日1剂，胃气怯弱，不胜药力者，1剂药分3日服。

（2）颈椎病：加粉葛根60～120g。

（3）腰椎病：加肾四味各30g，核桃6枚（打）。

（4）疼痛剧烈：加野丹参45g，乳香、没药各10g，止痉散（全蝎6g、蜈蚣3条，冲服）。

（5）各种癌症骨转移：加漂海藻45g，两头尖45g，大贝（浙贝母）120g，制马钱子粉0.6g（冲）。

胃气已败，先服救胃气方；亡阳厥脱，大破格救心汤（熟附子、山茱萸、干姜、炙甘草、高丽参、生龙牡粉、活磁石粉）加麝香0.5g

救之。

[方效]

（1）各种骨病，风湿、类风湿，脊髓空洞症，股骨头坏死，颈、腰椎变形、膨出，整脊过程用此方，可使早日愈合，不复发。

（2）全程配服培元固本散加刨附片300g、虎骨100g、藏红花100g、炙甘草100g。服法：每次3～5g，每日3次，热黄酒调服。

（3）禁房事3个月，禁一切生冷寒腻饮食。

此方病机要点：肾主骨，骨病从肾论治。万病成因，皆因人之本气先虚，风寒湿邪十占八九，阴虚内热，百难见一。所谓阴虚，皆相火离位，假热在上、在外，只宜引纳、温潜，误用苦寒清热，实是致死之道。地不分东南西北，人不论中外，无一例外。足太阳经为人身第一道防线，故主一身之最表层，外为督脉所居，胸中为心中宫城，最里层为足少阴肾，生命之本源。故三邪入侵，太阳经即是入路，亦是出路，三邪由表入里，由浅入深，正虚无力驱邪外出，累累受邪，层层积压，遂成痼疾。脾、肝、肾均受邪，谓之邪入三阴本脏。治法当扶正为先，正气渐复则以托透之法，使伏邪渐次由里出表则愈。托透法要分层次，要相机而为，有一条大原则，即"三阴统于太阴"。太阴脏与胃相表里，胃气即中气，为后天之本。"有胃气则生，无胃气则死"故"顾护中气"为治病第一要义！只有保住中气的斡旋运转，五脏方能得到滋养灌溉，"运中土，溉四旁"，先天肾气才得以生生不息。肾气即"坎中一点真阳"之意，乃生命的起源与根基，号称"命门之火"。火生土的本义指此。临床上理中汤、小建中汤治不好的脾胃病，要用四逆汤补火生土，也叫补母救子法。可见先天与后天，互为其根。后天无先天不立，先天无后天不继。彭子的圆运动学说，是以中气为本，道理即在此。但他同时指出，少阴（肾气、命火）为阳气之根，阳根一拔，中气无根，亦死。故我总结了一条：生死关头，救阳为急。破格救心汤的创立，也是从这个思路来的。明了了以上机理，就懂得了托透法的方方面面。中气不衰，肾气有根，这就是运用托透法的先决条件。变通大乌头汤是一个复方大剂，以四逆汤法驾驭麻附细法，又重用黄芪运大气，升提下陷之中气，固表气，正体现了三阴统于太阴之理，其运用要点已在加减法中详叙。

师父李可变通大乌头汤方义手稿1

二、各种疮疡痈骨的痛　加漂海藻45　西当归45　大贝120。
割马钱3钱5　0.6冲
胃气已败：无以救胃方
元阳厥脱　大破格救心汤加麝香0.5　救之。

三、运法中用禁忌：
1. 各种骨折，风湿、类风湿，骨髓空洞症，股骨头坏死，颈、腰椎变形
膨出，整脊过程困难者，可使早日愈合，不复发。
2. 运程配伍保元固本散加　割阳芹　炙骨　藏红花　炙草100
　　　　　　　　　　　　　300　　100　100
3~5克　3/日　热黄酒调服
3. 禁房事3月，一切生冷黏腻饮食。

四、辨证要点：
肾主骨，骨病以肾论治。
方寒成因，皆因人之本气先虚，风寒湿邪十占八九，阴虚内热，百难见
一。所谓阴虚，肾相火高位，做迹上上、上外，与宜引纳，温潜，误用苦寒清
热，实是败死之道。他不分东南西北，人不论中外，无一例外。
足太阳经本人身第一道防线，敌至一身之表层，外有寒邪所袭，脉中本气之
虚成，故里虚者足三阴肾，转速病。故三邪入侵，太阳经�‥是入脸，寒邪直
陷‥三邪‥入里，由浅入深。飞虚无力驱邪外出，累之受邪，层々转入，遂成
痼疾。脾肺肾均受邪，谓之邪入三阴‥是脏。治法专精于此气。飞气渐复
则以托透之法，使伏邪渐次由里出表到愈。
托透法最为层次，要相机而行，有一条大原则，即"三阴统于太阴"。太阴

师父李可变通大乌头汤方义手稿2

脾与胃相表里，胃气即中气，古有云注："有胃气则生，无胃气则死"。故"顾护中气"为治病第一要义！总宜保住中气的斡旋运转，五脏方能得到滋养灌溉，"运中土，溉四旁"，先天胃气才得以生生不息。肾气即"坎中一点真阳"，"运万里归以起源与根蒂，号称命门之火"。火生土的本义据此。临床上理中汤、小建中汤治不好的脾胃病，要用四逆汤补火生土，也叫补母救子法。可见先天与后天互为支根。后天无先天不立，先天无后天不继。彭子益的圆运动学说，是以中气为本。道理即在此。但他同时指出，少阴之气，君火乃为阳气之根。阳根一拨，中气无救，亦死。故我总结了一条：生死关头，救阳为急。破格救心汤的创立，也是从这个思路来的。明瞭了以上机理，弄懂了托透法的方方面面。中气不衰，胃气有根，这就是运用托透法的先决条件。

变通大乌头汤是一个复方大剂，以四逆汤法驾驭麻黄附细法，又重用黄芪运大气，升提下陷之中气，固囊气，乃保证了三阴统于太阴之理。运用要点已在加减法中详叙。

李可
9.6下午郑州

**师父李可变通大乌头汤方义手稿3**

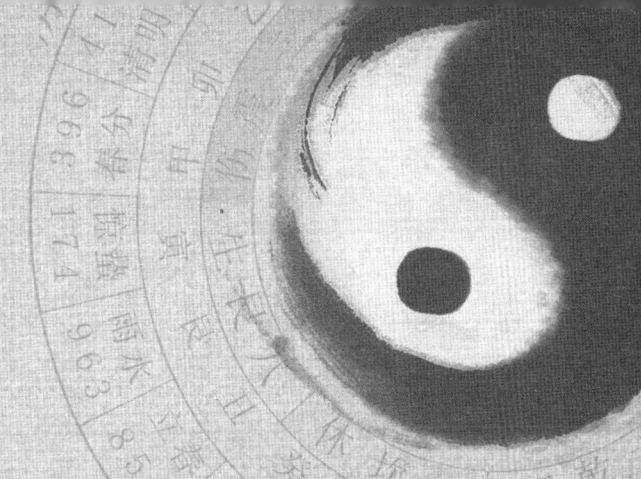

# 第三章

## 李可中医药学术流派国家传承基地
### ——明医堂医案集锦

中医治病求本就是指四诊（症状的"博"）合参后归到一气运行的失常（返约），从而建立理法方药的过程。

# 第一节　Graves眼病

赖某，女，24岁。

**初诊**：2014年10月27日。

**主诉**：右侧眼睑下垂伴眼睑浮肿6年。

**病史**：患者2008年无明显诱因出现双目外凸，右侧眼睑下垂伴浮肿，经当地医院诊治，考虑为"眼底肌肉肥厚"，行手术治疗后未见好转。2010年于广州某医院就诊，诊断为"甲状腺正常型Graves眼病"，后又考虑诊断为"重症肌无力？自身免疫性甲状腺疾病？"经激素冲击治疗后右眼睑浮肿减轻，但右眼睑下垂未缓解，现服泼尼松15mg，每日1次。2014年9月20日查甲状腺功能5项示：TPOAb 5.638KIU/L，$FT_3$、$FT_4$、TSH、ATG均正常。

**刻诊**：右眼睑下垂，且轻微浮肿；左眼球外凸。2014年9月20日查甲状腺功能5项示：TPOAb 5.638KIU/L，$FT_3$、$FT_4$、TSH、ATG均正常。精神耐力可；四肢肌力可；无明显怕冷怕热；汗出正常；极少感冒发热；易"上火"，表现为咽痛、口腔溃疡；可耐受雪糕；纳眠可；平素大便2~3日1解，质软，顺畅，无腹胀；小便调；经期：4~5/28；LMP（末次月经）：2014年10月3日；经量少，色鲜红或暗红，无血块，无痛经；白带正常；舌淡红，苔黄腻嫩剥脱；脉沉细。

患者治疗前照片

诊断：Graves眼病。

方药：以抟气致柔方加味。

生山茱萸30g、人参30g、生龙骨30g、生牡蛎30g、炙甘草30g、白芍45g、柴胡10g、升麻10g、桔梗10g、黄芪45g、桂枝75g、煅牡蛎75g、石膏15g、茯苓45g、生甘草10g。

5剂。每日1剂，每剂加水1300ml，一直用文火煮1.5小时以上，煮取200ml，分2次服。

**[逐症分析　由博返约]**

（1）右侧眼睑下垂伴眼睑浮肿6年，说明：①大气不运，气不化水，停于局部，阳明失降；②依左升右降之理，右侧肉气不足伴水湿内停，说明局部厥阴、中气易下陷，导致肝脾二气同时失升。左眼球外凸说明厥阴下陷后发生了升发太过，风火壅阻于局部，此症状源于两条病机线路：①水不涵木；②土不载木。

五脏六腑之精皆上注于目而为之精，《灵枢·五阅五使》曰："目者，肝之官也"，厥阴风木之气不论下陷抑或直升，萌芽的蓄健、大气的升提是对治的关键，故选抟气致柔方增强元气。茯苓、白芍各45g，开局部水热气结，降甲胆，恢复阳明降机；黄芪45g，升提中气兼可利水，合升麻、柴胡、桔梗升举下陷之大气，并升散土中郁火；桂枝、煅牡蛎各75g，针对厥阴直升之风火（此乃参悟《伤寒论》治奔豚气用桂枝汤更加桂二两——直升乃源于其下陷之理），煅牡蛎之咸寒镇潜之功可理解为"坠火特性",临床体会可防桂枝、黄芪之升提太过。

（2）易"上火"，表现为咽痛，口腔溃疡；可耐受雪糕，大便2～3日1解，质软，顺畅，无腹胀及舌脉，再结合病机（1）之分析，说明土虚内伏邪火，部分已形成阳明经伏热。故用升麻、柴胡、桔梗、石膏、生甘草。

二诊：2014年11月3日。

5剂药后右眼睑下垂减轻；右眼睑轻微浮肿消失；左眼球外凸减轻；余症状同前；舌淡红，苔薄白剥脱；脉沉细滑。

患者二诊时照片

方药：继续以抟气致柔方加味。

生山茱萸30g、人参30g、生龙骨30g、生牡蛎30g、炙甘草30g、黄芪45g、柴胡10g、升麻10g、桔梗10g、桂枝75g、煅牡蛎75g、石膏15g、茯苓45g、白芍45g、甘草10g、熟地黄45g、泽泻30g。

5剂。每日1剂，每剂加水1300ml，一直用文火煮1.5小时以上，煮取200ml，分2次服。

［按］

服用5剂药后取效，结合此诊舌脉，在前基础上加熟地黄，增强乙癸同源补益肝肾之力，同时合泽泻伐肾浊以增强元气。

三诊：2014年11月10日。

共10剂药后右眼睑基本复常；左眼球外凸进一步减轻；余症状同前；舌淡红，苔黄腻，左侧剥脱；脉沉细。就诊专科，口服泼尼松减量继续治疗。

患者治疗后照片

方药：抟气致柔方加味。

生山茱萸30g、人参30g、生龙骨30g、生牡蛎30g、炙甘草30g、黄芪45g、柴胡10g、升麻10g、桔梗10g、桂枝75g、煅牡蛎75g、石膏15g、茯苓60g、白芍60g、甘草15g、熟地黄30g、泽泻60g、酒大黄10g。

7剂。每2日1剂，每剂加水1500ml，一直用文火煮1.5小时以上，煮取300ml，分2日，每日分2次服。

[按]

主症好转，此诊重点为苔的转变。黄腻、左侧剥脱苔说明除了上两诊的病机，患者体内还存在深层郁伏湿热，此伏邪一部分源于少阴，另一部分源于《伤寒论》第184条所述的阳明伏热，故调整熟地黄、泽泻、茯苓、白芍用量，并加用酒大黄。此乃"阳明阖，坎水足"之理，亦是笔者提出的治病六条捷径中之四条。

# 第二节　痤疮

王某，男，21岁。

**初诊：** 2017年7月14日。

**主诉：** 面部痤疮反复发作3年余。

**病史：** 患者3年前开始反复颜面皮肤泛红、痤疮，局部皮肤发红充血，无瘙痒、疼痛，偶有带血脓头；纳可，食寒凉易胃脘不适；全身疲乏；食热烫食物易出现双膀胱经循行部位不适；眠可；大便日1解，时成形时偏烂，顺畅；小便调；熬夜学习时偶有双肾区跳动感；晨起口干、口苦、口臭，咯黄稠痰，温饮后解渴；怕冷；汗出正常；感冒每年1次，首发症状为四肢无力；舌暗红，中根部苔薄白；脉沉伏略搏指。

**诊断：** 痤疮。

**方药：** 东垣升阳散火汤加减。

白芍30g、生甘草10g、人参30g、炙甘草30g、广升麻5g、柴胡5g、羌活5g、独活5g、防风5g、桂枝5g。

7剂。每2日1剂，每剂加水700ml，文火煮1小时，煮取100ml，分2日，每日服1次。

[逐症分析　由博返约]

（1）脸上长痘，色红，有脓头，说明局部邪热郁结于此；无瘙痒、疼痛，说明这种热势不盛及厥阴、中气易下陷。

（2）食辛凉胃脘不适，说明中气不足、中气虚寒。

（3）食热烫食物双膀胱经部位不适，说明：①局部有伏热内停，对治土气不足、土中寒热兼具，首选具有国老之称的甘草，生炙同用；

②元气不足，厥阴、中气易下陷，因虚生热。

（4）大便时偏烂，说明存在中气下陷为寒生湿。

（5）全身疲乏，感冒后的首发症状为四肢无力，说明个体禀赋规律为元气不足；熬夜学习肾区跳动感，乃元气不足的表现，类似于《伤寒论》中提到的奔豚气类。

（6）晨起口干、口苦、口臭，咯黄稠痰，说明厥阴升发出来的气为湿热或实热，温饮解渴，属太阴虚寒，同时也说明局部伏热不重。

（7）怕冷，属元阳、中气不足；舌暗红，中根部苔薄白，属气机运行不畅。

（8）脉沉伏搏指，说明体内元气不足，厥阴风木疏泄太过，中气厥阴下陷导致局部伏热。

（9）因患者元气不足，热势不盛，四诊合参，认为此热缘于甲胆失降，依据"甲胆一降，相火下秘，阳根深固"，"甲胆一降，乙木自升，生化无穷"之理，选用了对萌芽戕伐最小的白芍，合炙甘草，乃《伤寒论》第29条之芍药甘草汤；人参、生甘草益土并对治土中邪热；内生之风、湿、寒、火之邪借助土之生化运载之力的恢复方能转化归位，故在上药的基础上，合广麻、柴胡升提中气的同时升散郁火；合羌活、独活、防风、桂枝，托透风、寒、湿之邪外出。

**二诊：2017年8月4日。**

服上方后痤疮较前明显减轻，脸部皮肤泛红转淡；咯黄痰消失；口干、口臭、口苦较前减轻；服药后身体对寒热食物的敏感性降低；纳可；小便调；大便偏稀，日1解，顺畅；舌暗红，前无苔后薄黄；脉沉。

方药：守方加味。

白芍30g、生甘草10g、人参30g、炙甘草30g、广升麻5g、柴胡5g、羌活5g、独活5g、防风5g、桂枝5g、淡竹叶5g、生石膏15g、黑顺片5g。

7剂。每2日1剂，每剂加水700ml，一直用文火煮1小时，煮取100ml，分2日，每日服1次。

［按］

通过上一诊的调治，患者元气增强，邪热减少，因大便一直未出现干结，分析此患者邪热以阳明经热为主，但源头为元阳不足，此诊利用已增强的本气，在上方基础上加淡竹叶5克、生石膏15g、黑顺片5g。

三诊：2017年8月18日。

痤疮基本消失，嘴角附近偶有1~2个新发；精神、体力好转，纳可，晨起口干、口苦好转，现可耐受寒凉食物，食用温热食物仍有少许背部膀胱经不适；立秋后难入睡明显；小便调；大便偏稀加重，尚成形，每日1解；舌淡红，苔薄略腻；脉缓。

方药：营阴方加味。

淡竹叶5g、生石膏50g、半夏15g、麦冬25g、人参30g、炙甘草30g、淮山药30g、巴戟天15g、生地黄30g、熟地黄30g、桂枝5g、乌梅10g、皂角刺10g、金蝉花10g、吴茱萸3g。

7剂。每2日1剂。每剂加水1300ml，一直用文火煮2小时，煮取100ml，分2日，每日服1次。

［按］

痤疮基本消失，精神、体力好转，说明患者元气已明显增强；可耐受寒凉食物，但出现立秋后难入睡明显，大便偏稀加重，推断出患者体内深层伏有阳明经热；依据食温热食物仍有少许背部膀胱经不适，口干、口苦，说明肾水匮乏，土中津损液少，内生邪热（生地黄、熟地黄、桂枝）；在此基础上，大便一直偏稀，必存在厥阴寒，结合口苦、痤疮，推断有厥阴中化太过之火，加之立秋后难入睡但精神、体力好转，说明存在土不伏火病机线路（吴茱萸、乌梅，而不用五味子）；新生痤疮，说明肉气不足，土中津液受损，故用金蝉花（类同冬虫夏草），既补土中之精、津、液，又具蝉蜕疏风散热之效；取皂角刺尖锐之性，穿透憋实的肉气（援物比类）。

# 第三节　白塞病治疗后回肠溃疡

戴某，男，57岁。

**初诊：** 2017年4月10日。

**主诉：** 反复腹痛伴大便排解不畅8年，再发2个月余。

**病史：** 患者8年前因"腹痛伴大便排解不畅"于外院诊断"巨大溃疡性结肠炎？"。后于2010年行回结肠溃疡切除术，术后病理诊断"白塞病"。术后未能规律治疗，腹痛仍间断发作。于2016年7月18日外院复查肠镜示：白塞病治疗后回肠溃疡，吻合口回肠侧见巨大的环腔约3/4周的深溃疡，大小4.0cm×2.0cm，局部覆黄白苔，周边黏膜红肿隆起，肠腔狭窄，内镜无法通过，所见其余结直肠无异常。2017年4月6日在外院复查肠镜示：（吻合口）变形，见1个绕1/3周肠壁深溃疡，表面有污苔。予口服甲泼尼龙片，因腹痛控制良好，遵医嘱从2016年12月逐渐停药。近2个月上症反复，于外院诊治后，予甲泼尼龙片3片（口服，每日1次）和环磷酰胺（静脉注射，每周1次，用量不详）。治疗后症状略减轻，遂寻求中医治疗。平素易患口腔溃疡。

**刻诊：** 腹痛，饭后明显，伴矢气频、味臭；大便3日1解，质烂，味臭，排解不畅，无便不尽感，无黏液；怕热，不怕冷；汗出一般；无口干、口苦；纳可；眠浅易醒，醒后难再入睡，无疲劳；夜尿1～2次；既往易口腔溃疡，服激素（具体未详）可缓解；舌红，苔薄黄致密；脉细小滑。

**诊断：** 白塞病治疗后回肠溃疡。

**方药：** 熟地升麻知母汤加减。

乌梅15g、炙甘草30g、生甘草30g、知母10g、熟地黄30g、酒大黄5g、麻黄1g、茯苓10g、泽泻10g、炒芥子10g、姜炭10g、白术60g、熟附子10g、赤芍45g、吴茱萸3g、桂枝10g、升麻30g。

7剂。每2日1剂，每剂加水1500ml，一直用文火煮1小时，煮取200ml，分2日，每日2次服。

[逐症分析　由博返约]

（1）根据白塞病、白塞病治疗后回肠溃疡病病史，推断该患者个体禀赋规律为大气不运，厥阴、中气易发生下陷；肠镜所见溃疡局部覆黄白苔，周边黏膜红肿隆起，肠腔狭窄，深溃疡，表面有污苔，提示厥阴、中气下陷为寒生湿、化火，热盛则腐肉成脓。用乌梅、生甘草、炙甘草、白术对治。

（2）腹痛，饭后明显，伴矢气频、味臭，大便3日1解，质烂，味臭，排解不畅，无便不尽感，无黏液，属中气不足，湿热秽毒内生。无便不尽感及黏液，说明热势及厥阴、中气下陷程度轻微；结合反复多年的病史，推断当前主要矛盾在于土中之气、津、液不足，气虚、气滞、气陷化热。用酒大黄、茯苓、泽泻、白术、桂枝、赤芍、知母对治。

（3）平素怕热，眠浅易醒，醒后难再入睡，无疲劳，结合既往易口腔溃疡，说明局部为阳明邪热与离位相火；结合汗出一般及大便腹痛情况，推断为阳明腑实热。用酒大黄、乌梅、升麻、知母对治。

（4）夜尿多属元阳不足，结合病机线路（1）说明阴阳并损，因主要矛盾为邪热，故利用熟地黄裹挟渗灌之力，加熟附子、桂枝、吴茱萸增强元气；加炒芥子、姜炭、麻黄，阳和汤化裁和阳通络、开通腠理、化解阴凝。

（5）舌红、苔薄黄致密提示存在阳明伏热；脉象细小滑提示虚实夹杂。

二诊：2017年4月20日。

药后大便转畅，腹痛较前减轻；现大便1~2日1解，成形，不臭，顺畅；夜尿减为1次，尿后难入睡，易醒如前；上下蹲、上下楼梯觉双膝刺痛；自觉气短，时有呼吸不畅，深吸气方舒；舌郁红，苔薄黄腻，致密苔消失；脉沉而略搏指。西医治疗同前。

方药：守方加减。

乌梅30g、炙甘草30g、知母10g、熟地黄60g、酒大黄10g、麻黄3g、茯苓20g、泽泻20g、姜炭10g、白术90g、熟附子10g、赤芍45g、吴茱萸3g、桂枝10g、广升麻60g、生甘草30g。

7剂。每3日1剂，每剂加水1500ml，一直用文火煮1小时，煮取300ml，分3日，每日2次服。

[按]

药后大便转畅、腹痛减轻说明土中之气、津、液较前增强，形象理解为在向沃土转变；下蹲、上下楼梯觉双膝刺痛属精不足，乃熟地黄加量之理；自觉气短，时有呼吸不畅，深吸气方舒，依据"脾主升清"，此乃白术用至最大升力90g之理，同时茯苓、泽泻加量，加强降阴霾逆气；且熟地黄与茯苓、泽泻组药恰具增强肾水、伐泻肾浊之功；重剂广升麻借助沃土的恢复，一可升提中气，二可升散邪火，为师父李可老中医提出的"托透大法"的灵活应用。虽分条论述，但因六气为一气之变现，方中药通过不同病机线路纠偏（博），实则全方针对一个病机，恢复患者失常的圆运动（约），此乃笔者所提出的：症状由博返约，用药亦由博返约。亦师父李可老中医倡导的："以病机统万病，执万病之牛耳，则万病无所遁形。"

三诊：2017年5月22日。

腹痛消失，大便由1~2日1解、成形、顺畅，转为2~3日1解、成形、不畅、质不黏；夜尿1次，尿后可入睡，但仍易醒；呼吸不畅感好转80%以上；纳可；白天尿频；舌红，苔白略厚腻燥；脉滑实。西医治疗同前。

方药：守方加减。

乌梅30g、炙甘草30g、知母10g、熟地黄60g、酒大黄10g、麻黄3g、茯苓10g、泽泻10g、姜炭10g、白术120g、熟附子10g、赤芍45g、吴茱萸3g、桂枝10g、广升麻30g、生甘草30g、白芍30g、人参30g。

7剂。每3日1剂，每剂加水1500ml，一直用文火煮1小时，煮取300ml，分3日，每日2次服。

[按]

药后腹痛消失，呼吸不畅感好转80%以上，眠转佳，说明中气斡旋之力增强；大便由1～2日1解转为2～3日1解，而且不畅，结合舌脉考虑更深层次存在阳明伏热；结合白天尿频，属太阴土中内伏寒湿；通过二便推断出患者体内存在不同层次的伏邪。笔者目前临床体会伏邪致病的部分机理与清代刘吉人撰《伏邪新书》"感六淫而不即病，过后方发者，总谓之曰伏邪……夫伏邪有伏燥、有伏寒、有伏湿、有伏暑、有伏热"一致。依据李可老中医提出的"阳明之燥热，永不敌太阴之寒湿"，白术120g健运太阴、对治阳明燥热；白天尿频，说明土中寒湿之邪可借助天地阳气生升发之力而化解，故茯苓、泽泻、广升麻减量；依据十二经气图之胆胃同主降，《圆运动的古中医学》"甲胆一降，相火下秘，阳根深固"，师父李可老中医"甲胆一降，乙木自升，则生化无穷"，及清代王松如"肝胆为发温之源，肠胃为成温之薮"，加用芍药甘草汤，对治阳明伏热之源；人参益土中之气阴，合茯苓、白术、炙甘草乃四君子汤组方。

四诊：2017年7月27日。

药后精神好转，腹痛消失，大便正常；2017年7月25日在南方医院行肠镜示：回肠黏膜光滑，未见明显糜烂、溃疡，吻合口见一处红色瘢痕期溃疡，大小为12mm×10mm，周边黏膜轻度充血水肿；晨起时有口干苦，欲饮冷开水；余症如前；舌淡暗，苔白，中见少许裂纹；脉沉细。西医治疗同前。

方药：守方加减。

乌梅30g、炙甘草30g、知母10g、熟地黄90g、酒大黄10g、麻黄3g、茯苓10g、泽泻10g、姜炭10g、白术120g、桂枝10g、广升麻50g、甘草30g、白芍30g、人参30g。

7剂。每4日1剂，每剂加水1500ml，一直用文火煮1小时，煮取300ml，分4日，每日2次服。

[按]

肠镜所见及诸症明显好转，说明先天、后天两本增强；时有口干苦，欲饮冷开水，及舌淡暗，苔白，中见少许裂纹，说明土之专精不足，土中内伏郁火。故在前方基础上，熟地黄、广升麻加量。

# 第四节  小儿肺不张，肺部积液

刘某，女，2岁。

**初诊：2016年4月21日。**

主诉：反复咳嗽伴气短、气促20余天。

病史：患儿于2016年3月31日晨起干咳，咳声沉闷，下午出现发热，体温38℃，无汗，伴精神差，呼吸急促，纳差，大便1～2日1解，先干后软。当地医院中药治疗后发热症状反复。遂于4月3日前往某医院门诊诊治，检查示："支原体（＋）"，服用阿奇霉素及退热止咳药（不详）3天后汗出热退咳减，热退后精神可。4月9日因再次发热来南方医院就诊，服中药的同时其母自行给予布洛芬混悬液，服药夜间大汗出后体温降至36℃，但次日发热反复，继服中药半剂后热退。之后出现阵发性咳嗽，咳甚时伴呕吐。4月13日再次出现发热，体温最高40.5℃，遂于外院治疗，诊断为"肺炎"。常规检验示："支原体、衣原体、细菌合并感染"，使用阿奇霉素、青霉素后热未退，出现腹泻，伴呼吸急促（太阴、少阴）。4月19日行CT检查示：右肺上、中叶不张，肺下部有积液，心包少量积液。当日服用其姑妈所开中药方后微汗出热退，至今未再发热。方药如下：细辛6g、熟附子20g、桂枝10g、党参10g、白前15g、黄芩10g、炙甘草10g、姜半夏10g、白术10g、茯苓15g、干姜10g、桔梗10g。热退后，遗留咳嗽至今。患病20天曾服用过下列方药：四逆汤（生附子）、理中汤、小承气汤、桂枝厚朴杏子汤、乌梅冰糖水、五虎汤。

刻诊：咳嗽，咳声沉闷，每次2～3声，伴气短、气促；日夜均咳，有痰音，进食后咳嗽易呕吐；神疲；纳一般，喜肉食；大便日1～2解，质稀，夹杂不消化食物；发热期间大便如常；小便调；眠一般，眠中易哭闹；既往不易感冒，若感冒则首发症状为流清涕；舌淡红，苔白腻；指纹青紫、滞。

诊断：小儿肺不张，肺部积液。

方药：人参15g、干姜5g、白术15g、炙甘草15g、姜炭10g、茯苓10g、泽泻10g、黑顺片5g、桑白皮5g、僵蚕5g、杜果核15g、生山茱萸10g、白芍10g。

4剂。每日1剂，每剂加水700ml，一直用文火煮1.5小时以上，煮取100ml，分4次服。

[逐症分析　由博返约]

（1）患儿20天病程经过多种方法治疗，结合刻诊咳嗽、易呕、大便烂、舌象、指纹及CT结果，病虽属少阴，目前太阴土气内匮为主，依据"三阴统于太阴"，此诊采用"治太阴、保少阴"法，用理中汤、附子理中汤。

（2）发热最终通过微汗法取效，但遗留咳嗽，说明太阳表实之邪内伏，结合CT结果，已入少阴，伤及元阳，终之气太阳寒水有形及无形水气随厥阴风木直升壅阻于肺、心包形成积液，用真武汤。

（3）纳差属中气虚。

（4）大便1～2日1解、先干后软属元阳不足，局部相火离位，用虎啸汤（熟附子、干姜、炙甘草、乌梅）、金生丽水方（熟附子、干姜、炙甘草、乌梅、人参）。

（5）发热反复，予布洛芬混悬液后夜间大汗出后热退，说明阴阳俱损，伤及元气。

（6）发热、呼吸急促、腹泻属少阴、太阴合病，元气已出现欲脱之端倪，用厚积薄发方（熟附子、干姜、炙甘草、生山茱萸、人参）。

（7）现咳嗽，咳声沉闷，每次2~3声，日夜均咳，有痰音，进食后咳嗽易呕吐，纳一般，喜肉食，大便日1~2解，质稀，夹杂不消化食物，属手足太阴之气虚寒兼局部水热气结，用附子理中汤、癸巳寒水方、甘草干姜汤。结合病机线路（3）+（7），可用杠果核燥湿化痰，开胃止咳。

（8）发热期间大便如常属太阴寒湿伏邪，用苓泽术对治。依戊癸合化为火，其源头为元阳不足，用附草姜四逆汤对治。

（9）眠中易哭闹结合咳声沉闷、痰音、进食后咳嗽易呕吐属甲胆失降夹湿形成的水热气结，用苓芍对药；结合心包、肺之积液，加桑白皮、僵蚕对药泻肺利水、熄风解痉止咳。综上所述，此方集理中汤、四逆汤、附子理中汤、癸巳寒水方、甘草干姜汤、厚积薄发方于一体。因恢复土之生化运载功能为首要，治太阴保少阴，故附姜量小，参术草量大。癸巳寒水方，依"三焦膀胱者腠理毫毛其应"之理，有开表托透之效。

**二诊：2016年4月25日。**

服药后气短、气促消失，咳嗽减少1/2；精神、纳食较前转佳，喜汤水；4月24日行胸部B超检查示：肺部积液基本消失；双肺听诊未见异常；血常规正常。现以单声咳为主，以晨起、白天为主，痰音转明显；大便日1解，质稀，完谷不化减轻；小便调；眠中易哭闹同前；舌淡红，苔薄白；指纹淡紫。

方药：人参30g、干姜10g、白术30g、炙甘草30g、姜炭10g、茯苓10g、泽泻10g、黑顺片10g、杠果核15g、生山茱萸15g、白芍10g、桂枝5g、赤芍5g。

5剂。每2日1剂，每剂加水900ml，一直用文火煮1.5小时以上，煮取160ml，分2日，每日2次服。

[按]

（1）服药后气短、气促消失；精神较前佳；纳较前佳，喜汤水；咳嗽减少1/2。说明达到了保少阴之目的。

（2）胸部B超示：肺部积液基本消失；双肺听诊未见异常，血常规正常。依"少阳属肾，肾上连肺，故将两脏"之理，说明元气增强，三焦气化功能、肺主通调水道、朝百脉的功能复常。

（3）咳嗽单声咳为主、痰音转明显，属元气增强，肾主纳气、肺主宣肃功能渐复，将体内无形的邪气以有形的痰饮显现；结合此诊大便日1解，质稀，完谷不化减轻，说明"火生土，土伏火"之力仍不足，故四逆汤药量翻倍；考虑患儿中气偏弱，为避其伐土，生山茱萸增加1/2量，增强蓄健萌芽之力。

（4）在元气增强后，利用厥阴、中气、营卫、血脉这一病机线路，加用少量桂枝、赤芍各5g，托透由之前多次不当使用汗出退热无效导致的太阳风寒表虚症对应的伏邪。

# 第五节　肝右叶巨块型肝癌伴肝内多发转移

李某，男，55岁。

**初诊：** 2017年6月16日。

**主诉：** 确诊肝恶性肿瘤1个月余。

**病史：** 2017年5月因"呕血、便血"于外院行上腹部CT检查示：①肝硬化，脾大，食管下段静脉曲张，腹水；②胆囊增大；③肝门区多个增大淋巴结；④双侧胸腔积液。肝功能检查示：ALT 240 U/L，AST 107 U/L。后进一步行上腹部MRI检查确诊为"肝右叶巨块型肝癌伴肝内多发转移"。因患者拒绝手术治疗，现寻求中医治疗。

**刻诊：** 腹部顶胀感，饭后尤甚；纳可，可食半碗米饭；双腿水肿，右侧浮肿明显；稍怕冷；晒太阳后上半身出汗极多；无口干、口苦，无明显疲劳感；睡眠可；大便调；夜尿2～3次，尿少则水肿加重；易上火，表现为口腔溃疡及咽痛；舌暗红，体略胀，边有齿痕，苔少；脉沉伏实。有糖尿病、乙肝病史，未规律服用降糖药。

**诊断：** 肝右叶巨块型肝癌伴肝内多发转移。

**方药：** 煅赭石30g、姜炭30g、枇杷叶15g、王不留行30g、生牡蛎30g、赤芍60g、楮实子60g、熟地黄30g、芥子30g、人参30g、五灵脂30g、茯苓30g、白芍30g、炙甘草30g。

14剂。每2日1剂，每剂加水1300ml，一直用文火煮1小时以上，煮取200ml，分2日，每日2次服。

**［逐症分析　由博返约］**

（1）根据疾病的普遍规律，肝癌易并发门静脉高压、腹水及上消化道出血等，结合本病例，患者三阴本气不足，局部实证（火热二邪为主）。

（2）腹部顶胀感、饭后尤甚属中气不足，局部大实，气虚气滞。结合病机线路（1）的分析及胸腔积液等证，推断患者当属中气不足，肺胆胃失降，表现为"气有余便是火"，导致食管下段曲张的静脉血热妄动，故先选用降气之煅赭石、枇杷叶，气降则火自熄。具体而言，煅赭石降逆止血，既可平肝，又可降肺；枇杷叶增加右降通道；姜炭温经止血，合炙甘草汤可复太阴之阳。针对此患者肿瘤大实证，依据人身气化不外气、血、水、脉四道，故其病机线路有以下几条：①易出现中气、厥阴同时下陷，生寒、化火、化燥，绞结成形（王不留行、生牡蛎、楮实子、赤芍）；②水不涵木，厥阴风木疏泄太过，壅阻于局部（熟地黄、芥子、姜炭）；③大虚致大实，气虚血瘀痰凝（人参、五灵脂、茯苓、白芍）。

（3）双腿水肿，右侧明显属气、血、水、脉四道运行不利，以右降道路不利为主；稍怕冷，夜尿2～3次，尿少则水肿加重属元阳不足，三焦气化不力；结合病机线路（1）+（2），目前主要矛盾集中在阳明失阖，治疗重在阖阳明；舌暗红，体略胖，边有齿痕，舌苔少属气、血、水道气虚气滞，阴分受损。

（4）晒太阳后上半身出汗极多，结合病机线路（1）+（2）的分析，当属阳明失阖，出汗部位内伏邪热，同气相求之后出现了"阳加于阴谓之汗"之大汗。

（5）口腔溃疡、咽痛、舌苔少属阴分不足，土不伏火。

（6）转氨酶指标异常升高属体内伏火。

（7）脉沉伏实说明虚实夹杂，以实为主。

故治疗重在通过加强阳明降机对治体内火热二邪。

**二诊**：2017年7月20日。

服药后大便由正常转稀烂，日5～6次；腹部顶胀感改善，晨起开始有饥饿感；纳食增多，现可食一碗米饭；双下肢浮肿减轻，左侧几近消失，右侧轻微浮肿；眠可；小便调；舌暗红，苔薄白；脉略搏指。

外院肝功能检查结果分别为：

2017年6月3日，ALT：80.9 U/L，AST：78.2 U/L。

2017年7月6日，ALT：47 U/L，AST：53 U/L。

方药：煅赭石30g、姜炭30g、枇杷叶15g、王不留行30g、生牡蛎30g、赤芍60g、楮实子60g、熟地黄30g、芥子30g、人参30g、五灵脂30g、茯苓60g、白芍60g、炙甘草30g、羌活10g、防风10g、乌梅5g、五味子5g。

7剂。每3日1剂，每剂加水1500ml，一直用文火煮1小时以上，煮取300ml，分3日，每日2次服。

[按]

服药后大便转稀烂，次数增多，腹部顶胀感改善，开始有饥饿感，纳食增多，脉略搏指，说明患者土气增强，肿瘤局部大实证之气结部分打开；此诊在中气增强的前提下，运用土伏火、土载木及土之生化运载之力加强局部水热气结的疏导；大便情况的转变说明深层土中内伏风寒湿之邪，加羌活、防风托透土中伏邪，祛风通络，给邪气以出路；加用乌梅、五味子针对人身君相二火的异常，与熟地黄、炙甘草、人参合用发挥甲己化土、酸甘化阴、壮水镇阳、厚土伏火、益土载木之功，从而增强元气。

患者之后于2017年8月、9月共续诊3次，整体情况稳定。建议转专科诊治。

# 第六节　腹胀

于某，男，44岁。

**初诊：** 2017年7月4日。

**主诉：** 腹部饱胀感、烦躁易怒3周余。

**病史：** 3周前因"腹部饱胀感、烦躁易怒"于南方医院古中医科就诊，服用三阴寒湿方后上症无改善，未行相关西医检查。有高尿酸血症、高脂血症、腰椎间盘突出症、腔隙性脑梗死病史。

**刻诊：** 时有腹部饱胀感；烦躁易怒；半夜口腔有灼热感，进食凉饮无不适；下眼睑时有跳动，服用当归水可好转，但易反复；眠可；大便日2解，时有干结，难排解，进食水果后好转；小便调；今晨自测血压140/100mmHg。舌郁红，苔薄白，脉沉细。高尿酸血症、高脂血症、腰椎间盘突出症、腔隙性脑梗死病史。

**诊断：** 腹胀。

**方药：** 傅山引火汤加味。

熟地黄90g、天冬30g、麦冬30g、茯苓30g、醋五味子10g、乌梅10g、山茱萸10g、生石膏30g、泽泻30g、盐牛膝30g、白芍60g、炙甘草60g、生龙骨30g、生牡蛎30g、活磁石30g。

7剂。每3日1剂，每剂加水2000ml，一直用文火煮2小时以上，煮取300ml，分3日，每日1次服。

**［逐症分析　由博返约］**

（1）根据患者服三阴寒湿方后腹部饱胀感、烦躁易怒未见改善，今日血压偏高，依内经"诸腹胀大，皆属于热"，结合舌脉、下眼睑跳动服用当归水可好转，分析主要矛盾在于土枯津少、土不伏火、水不涵木，导致厥阴风木直升，故选用引火汤引火归原、导龙归海；合山茱萸蓄健萌芽，生龙骨、生牡蛎、活磁石加强元气潜藏之力。

（2）患者有高尿酸血症、高脂血症、腰椎间盘突出症、腔隙性脑梗死病史，舌郁红、苔薄白、脉沉细，说明该患者存在元阳不足，阳不化阴，风木夹寒湿阴霾逆气上冲这一病机线路，故予茯苓、泽泻、盐牛膝疏导寒湿阴霾逆气。

（3）半夜口灼热，可进食凉饮，大便干结，难排解，进食水果后可好转，说明患者阳明界面存在经腑邪热，结合苔薄白及腔隙性脑梗死病史推断大便干结源于甲胆不降，相火离位，故予生石膏、乌梅、芍药甘草汤对治。

2017年8月10日在南方医院就诊，告知服药后腹部饱胀感消失。

# 第七节　白血病

钟某，男，82岁。

**初诊**：2015年12月1日。

**主诉**：反复发热、怕冷20余日，加重2日。

**病史**：患者2015年11月8日无明显诱因出现发热至39℃以上，于外院急诊救治，考虑"病毒感染"，予激素及抗病毒治疗后退热；11月10日发热反复，其家属曾予安宫牛黄丸，首次服用后热退，之后发热反复时再服则无效；11月24日在珠江另一家医院住院完善相关检查，确诊为"白血病"；骨髓片示"骨髓增生活跃，原粒细胞占23%"，未行放化疗。患病以来发热间隔时间逐渐缩短，昨日开始间隔时间为2小时。其症高热前畏寒、寒战、无汗，体温迅速升高至41℃，服退烧药（具体不详）后汗出热退，寒战消失。

**刻诊**：精神极度疲乏，时时悲泣；气喘，动则加重；颜面红；夜间口干，不喜凉饮，服安宫牛黄丸后口干加重；纳可，饭量如常；二便调；眠差，多年来服阿普唑仑片助眠；舌淡暗嫩，苔少；脉沉。

**诊断**：白血病。

**方药**：熟地黄120g、黄芪250g、乌梅60g、生山茱萸60g、生龙骨30g、生牡蛎30g、生晒参30g、红参30g、白芍45g、桂枝45g、赤芍45g、大枣12枚、生姜45g、紫苏叶10g。

3剂。每日1剂，每剂加水2000ml，一直用文火煮3小时以上，煮取500ml，分5次频服，每次100ml。

**[逐症分析　由博返约]**

（1）患者年高，肾气本衰，白血病属三阴虚寒为本，反复高热，初服安宫牛黄丸有效，继服效不佳，提示三阴本气内匮兼阳明热化变证，"寒之不寒，责之无水"，说明该患者目前阳明伏热（《伤寒论》第184条之"阳明"）与真阴不足同时存在。

（2）近2日病情加重，畏寒、寒战、无汗、高热，结合白血病的诊断，说明已出现元气欲脱，病已由少阴发展至厥阴出现厥热胜复之象，所复之阳以高热显象（若用破格救心汤则易阳复太过），加之颜面红已显现出浮阳之端倪（尽管未至面若桃花之戴阳症），同时存在太阳（毛皮）表证，说明病已至厥阴热深厥深阶段。多次服退烧药后汗出热退，寒战消失属虚人表证，因气阴阳均不足，红参、生晒参同用。

（3）退烧药药效逐渐缩短，精神极度疲乏，时时悲泣，气喘，动则加重，提示元气将脱。虽有阳明伏热，不可用寒凉太过之药伤及阳根、戕乏生机，故用白芍代酒大黄降阳明。

（4）夜间口干，不喜凉饮，服安宫牛黄丸后口干加重提示下焦元阳不足，无法蒸腾津液上布。

（5）舌淡暗嫩为正气不足，苔少提示阴分不足，机理与前吻合；脉反沉说明病在里。故立足元气，"凡人元气之脱，皆脱于肝"。患者纳食、大便正常，中气是唯一可利用的本钱，故立足太阴救治，通过水涵木、土载木线路收敛元气，截断病势。一为熟地黄填补真阴，"壮水之主，以制阳光"；二为黄芪、乌梅厚土伏火，敛降相火；三为来复汤收敛元气；四为桂枝汤法，"厥阴、中气、营卫、血脉"扶益萌芽，开南方，降西方，同时针对太阳风寒表虚证之伏邪；五为乌梅、紫苏叶阖厥阴、开太阳。

**二诊：2015年12月4日。**

12月1日（初诊就诊当日）上午10:40服药后半小时气喘消失，发热未作，精神好转；患者高血压病史4年，规律服用西药，血压控制良好；1个月前无明显原因出现低血压（90/60mmHg）；12月1日下午因血压低（70/40mmHg），遂于珠江医院住院治疗，当晚7:00予对症治疗后血压上升至105/60mmHg；平素心动过缓，心率40～45次/分，余无不适；服药3日未再出现发热。

刻诊：时有头晕；服药后第1日解1次大便，第2日解2次大便，昨日解3次大便，大便质烂，便后觉舒适；纳眠可；夜尿3～4次；手心热；汗多，汗后极怕冷；舌红，苔少薄白，苔较上诊增多；脉芤虚迟。

12月3日于外院检查示：WBC $0.85 \times 10^9$/L，HGB 100g/L，PCT 52g/L。

方药：三焦气方加减。

酒大黄10g、生山茱萸30g、熟地黄90g、熟附子15g、紫油桂10g、白术45g、黄芪45g、柴胡6g、升麻6g、桔梗6g、桂枝10g、乌梅10g、姜炭30g、吴茱萸3g、泽泻15g。

7剂。每日1剂，每剂加水1300ml，一直用文火煮1.5小时以上，煮取200ml，分3次服。

[按]

（1）患者服药后半小时气喘消失，发热未作，精神好转，苔较上诊增多，说明将脱之元气得以收敛，相火归位，肝肺之气得以顺接。

（2）平素心动过缓，心率40～45次/分，患者无不适症状，提示少阴元阳不足，夜尿多，汗后极怕冷同理。

（3）平素高血压为下焦元阳不足，厥阴风木升发失序，1个月前突现低血压并时有头晕，此属厥阴、中气同时下陷，少许浊阴在上。

（4）手心热、舌红提示土不伏火、阴分不足。

（5）脉芤虚迟说明阴阳俱损。

故此诊在元气得固后，依病机（阴阳俱损，阳明伏热，厥阴、中气下陷）选用三焦气方加减。加用吴茱萸3g、姜炭30g、乌梅10g，针对白血病厥阴伏寒兼中化太过之火，温煦萌芽、温通血脉、敛降相火。（详见三焦气方方解）

**三诊**：2015年12月11日。

服上方后精神明显好转；一诊时需人照顾，坐轮椅出行，现可自行行走7～8分钟；就诊至今未再发热、喘息；大便转常；纳眠如常；发病前曾全身皮肤发痒，双侧腹股沟出现红色丘疹，于外院行抗过敏及中药治疗，发病后皮疹消失，近3日皮疹反复；夜尿3～4次；血压正常；舌红，苔薄白少；脉沉细。12月9日于外院检查示：WBC 2.79 × 10⁹/L，HGB 95g/L，PCT 89g/L。

**方药**：守方加味。

酒大黄10g、生山茱萸30g、熟地黄120g、熟附子15g、紫油桂10g（后下）、白术45g、黄芪45g、柴胡6g、升麻6g、桔梗6g、桂枝10g、乌梅15g、姜炭30g、吴茱萸5g、泽泻30g。

7剂。每日1剂，每剂加水1300ml，一直用文火煮1.5小时以上，煮取240ml，分3次服。

[按]

此诊效不更方，针对白血病厥阴冰伏兼中化太过之火，及阳不化阴但以阴分不足、阴不恋阳之病机，吴茱萸、乌梅及熟地黄加量。

**四诊**：2015年12月18日。

2015年12月16日珠江医院复查：WBC 3.36 × 10⁹/L，HGB 104g/L，PCT 77g/L。服中药至今未再发热，无喘息；目前仍住院治疗，近期予"丙球"以提高免疫力，"磷酸肌酸钠"以营养心肌等；精神好转，仍双下肢乏力，可平路行走10分钟（之前7～8分钟）；服中药后双侧腹股沟红色丘疹消失，腰以上皮肤痒稍减轻，遇热加重，外涂药后缓解；纳眠可；大便日1解，成形；夜尿4～5次；无口干；心率较前增加，

40～60次/分；舌红润，苔少薄白；脉略滑实。

方药：守方加味。

酒大黄10g、生山茱萸45g、熟地黄150g、炒附片30g、紫油桂10g（后下）、白术120g、黄芪120g、柴胡6g、升麻6g、桔梗6g、桂枝30g、乌梅21g、吴茱萸5g、泽泻30g、赤芍30g、大枣10枚、姜炭30g、生姜30g。

7剂。每2日1剂，每剂加水2000ml，一直用文火煮3小时以上，煮取400ml，分2日，每日分早晚服。

［按］

药后病情稳步好转，元气增强。此诊腰以上皮肤痒稍减轻，色红，遇热加重，说明除了桂枝汤证对应的伏邪外出，尚存在厥阴风木疏泄太过，相火离位，故加大生山茱萸、熟地黄、乌梅药量；桂枝汤托透伏邪。

# 第八节　青光眼

江某，男，41岁。

**初诊：** 2017年6月19日。

主诉：双眼视力下降18年。

病史：1999年3月剧烈运动后突发双眼视力下降，经外院诊断为青光眼，行手术治疗后左眼视物模糊，右眼视野缩小一半至今。1999年8月因咳嗽、低热，于外院诊断为"肺结核"，抗结核治疗半年后痊愈；1999年9月自行练习气功3个月后出现幻觉，于另一医院心理科治疗后好转，至今偶作；2000年12月肺结核复发，经中西医结合治疗1年后痊愈；2009年、2011年、2012年于外院行胸片检查提示：肺部陈旧性阴影（未见检查单）。既往史：3岁患急性肝炎，10岁患急性肾炎。

刻诊：左眼视物模糊，右眼视野缩小一半；大便日1解，成形，顺畅；小便调；纳眠可；汗多，动则汗出，前胸后背为主，汗后不怕风；轻微口干、口苦；舌淡红，苔薄白；脉沉细疾。

诊断：青光眼。

方药：淮山药30g、熟地黄30g、醋五味子5g、酒大黄1g、蝉蜕5g、泽泻10g、广升麻10g、密蒙花5g、生石膏10g、吴茱萸1g、桑叶5g。

7剂。每2日1剂，每剂加水900ml，一直用文火煮0.5小时，煮取100ml，分2日，每日1次服。

**［逐症分析　由博返约］**

（1）剧烈运动后突发双眼视力下降，行手术治疗后左眼视物模糊，右眼视野缩小一半至今，结合脉沉细疾，属三阴本气大虚，厥阴、中气骤陷发生寒化，形成寒湿阴霾之气，依据"气有余便是火"之理，必发生三阴界面的热化，此为在里、在内、在深阳明界面伏热及秽毒形成之理。

（2）肺结核、幼年急性肝炎、急性肾炎病史，提示患者三阴本气不足，以土之气、津、液不足，部分热化至阳明。

（3）练气功出现幻觉，结合病机线路（1）+（2）考虑阴阳俱不足，体内存在伏火。

（4）汗多，动则汗出，前胸后背为主，汗后不怕风，考虑存在阳明伏热蒸腾津液，迫汗外出的病机，其来源详述如下：①先天禀赋不足，厥阴易下陷、直升，发生阳明界面热化，熟地黄、醋五味子、生石膏壮水镇阳，清解阳明伏热；小剂量吴茱萸温煦萌芽，并可截断因厥阴寒而形成的阳明界面伏热。②土不伏火，结合病机线路（2）+①，故选用淮山药、熟地黄组药，加强土中精、津、液以达补土生金、金生丽水之功效。③根据"五脏六腑之精皆上注于目而为之精"，结合病机线路（1）之秽毒形成之理，选用升降散中酒大黄、蝉蜕二药。④肺之化源线路为回到生生之源的另一捷径，桑叶降肺清肺，疏散风热，配合生石膏加强肺之化源之力。

（5）借助泽泻、广升麻对药立足太阴，加强升清降浊之力，密蒙花清热邪火，明目退翳。

**二诊：2017年7月4日。**

服药后自觉体力增强，精神好转；余同前；舌淡红，苔薄白；脉沉细较前和缓。

方药：淮山药30g、熟地黄60g、醋五味子10g、生石膏20g、吴茱萸1g、酒大黄1g、蝉蜕5g、泽泻10g、广升麻10g、桑叶5g、密蒙花5g。

7剂。每3日1剂，每剂加水1300ml，一直用文火煮1小时，煮取150ml，分3日，每日1次服。

［按］

药后体力增强，精神好转，脉较前和缓，说明元气较前增强，此诊熟地黄、醋五味子、生石膏翻倍，通过加强壮水镇阳及阳明降机线路进一步加强生生之源。

三诊：2017年8月8日。

视力较前改善，视物模糊减轻；药后1~2小时内排解大便，便后自觉双眼舒适；目前大便日1~2解，成形，顺畅；自觉全身清爽，精神、体力进一步改善；口干、口苦及前胸后背汗多好转；舌淡红，苔薄白；脉沉细。

方药：淮山药30g、熟地黄90g、醋五味子15g、酒大黄1g、蝉蜕5g、泽泻10g、广升麻10g、密蒙花5g、生石膏30g、吴茱萸1g。

6剂。每5日1剂，每剂加水1300ml，一直用文火煮1小时，煮取200ml，分5日，每日1次服。

［按］

视力较前改善，精神、体力进一步改善，口干、口苦及前胸后背汗多好转，药后排解大便，便后双眼舒适属《伤寒论》第278条"脾家实"之理；说明通过前两条病机线路增强元气的正确，故继续将熟地黄、醋五味子、生石膏用量各增加1/3。

# 第九节　高热惊厥

王某，男，2岁。

**初诊：** 2016年8月9日。

**主诉：** 发热1周，伴抽搐1次。

**病史：** 患儿因受凉于2016年8月3日出现发热，自测体温39.8℃，当地医院就诊予小柴胡汤合保和丸加味后体温未降，最高体温41℃，发热时伴汗出，时有惊吓、短暂四肢抽动，持续12小时后用退热栓体温渐降至38.9℃，后其母自行予美林治疗4天，体温波动在37.5～38.7℃。

**刻诊：** 发热，体温38.5℃，四末凉，余部位滚烫；汗多；饮水多（温凉均可）；面色萎黄，双面颊紫郁红，伴烦躁，哭闹；咳嗽，有痰音，咳声沉闷有力，流清涕；精神疲乏；近3日出现前额、前胸、腹部、大腿散在红色皮疹；食不知饱；大便1～2日1解，偏烂；舌郁红，苔薄黄；指纹紫红显露达风关。

**诊断：** 高热惊厥。

**方药：** 石膏60g、乌梅21g、人参30g、粳米30g、桂枝15g、赤芍15g、大枣4枚、生姜10g、炙甘草10g、柴胡15g、黄芩5g、法半夏5g、冰糖15g。

1剂。加水1300ml，用文火煮取200ml，分7次服，热退停药。

2016年8月10日随访其母亲告知，一剂药尽热退，诸症消失。

［逐症分析　由博返约］

（1）发热，服小柴胡汤合保和丸加味后体温未降，伴汗出，时有惊吓、短暂四肢抽动，属厥阴、阳明失阖，风火相煽。火邪来源于厥阴中化太过之火及阳明邪火。首选石膏、乌梅清解阳明邪热，阖厥阴，开太阳。

（2）发热，汗多，属太阳风寒表虚证的桂枝汤证，同时因患者主要病机是以厥阴、阳明失阖为主，所以桂枝汤选用1/3量。

（3）四末凉，余部位滚烫，说明阳明里热炽盛，阴阳气不相顺接。

（4）面色萎黄，双面颊暗紫属太阴不足，阳明邪热盛。

（5）烦躁，哭闹属厥阴中化太过及阳明邪热，结合大便质偏烂属阳明经热。

（6）咳嗽，有痰音，咳声沉闷有力，流清涕，舌郁红，苔薄黄；指纹紫红显露达风关说明感寒化热。

（7）精神疲惫结合病机线路（1）+（2）+（3）+（4）+（5）+（6）属壮火食气。

（8）食不知饱属中气大虚，面色萎黄说明太阴不足。

（9）根据皮疹部位在前额、前胸属阳明，腹部属太阴，大腿属三阴，上述部位散在红色皮疹说明局部有伏热。

（10）综上所述除了石膏、乌梅、桂枝汤对治外，因患儿太阴之气不足，此时需借助少阳枢转之力，加强阖厥阴、阳明，开太阳、太阴，故用小柴胡汤。

（11）一剂药尽热退，效如桴鼓，我更加相信"实践是检验真理的唯一标准"。通过整理此病例，对《伤寒论》所提及的三阴三阳界面对应的不同层次、不同角度有了更深刻的理解，正如李可老中医所言"六气为一气的变现"。

（12）《伤寒论》中提及的五六日、十二三日，反应的正是从太阳到厥阴又到太阳气机周流之理。此病例采用阖厥阴、开太阳的治疗大法让人受益匪浅。

# 第十节　间质性肺炎继发感染

陈某，男，52岁。

**初诊：**2014年6月30日。

**主诉：**持续发热7日。

**病史：**患者7日前出现低热伴咳嗽，口服抗生素及止咳药后（具体不详）症状无改善，前日开始高热，遂在南方医院住院治疗，诊断：间质性肺炎继发感染，经治疗后高热仍反复。6月30日20:30中医会诊见：面色暗郁红，体温38.8℃，全身皮肤滚烫，无汗，畏寒，全身肌肉酸痛，肢节烦疼，咽干、痒、微痛。饮水量多，温凉均可，小便调。时有咳嗽，有痰，色黄，难咯出，纳可，平素大便正常，今日未排解大便。自诉体温高至39℃以上时伴寒战，寒战后体温增高至40℃，无汗。外敷冰袋及服用"美林"大汗出后体温可降至38℃，约3小时体温再次升至39℃以上。舌暗郁红，苔白黄略腻；脉寸关洪大搏指，尺沉。去年因间质性肺炎住院治疗。

**诊断：**间质性肺炎继发感染。

**方药：**石膏250g、人参45g、桂枝45g、赤芍45g、白芍45g、麻黄5g、细辛5g、乌梅30g、半夏65g、大枣12枚、黄芩45g、熟附子30g、干姜30g、炙甘草60g、生姜45g、冰糖30g。

1剂。加水2000ml，武火煮开后转文火煮1小时以上，煮取300ml，首次服用100ml，之后依据病情变化调整药量。

**[逐症分析　由博返约]**

（1）刻诊时患者面色暗郁红，发热至39℃以上时伴寒战，寒战后体温更高，无汗，全身皮肤滚烫，畏寒，说明已出现厥阴界面厥热胜复之象，故此高热已属厥少二阴发生热化至阳明界面的变证（石膏、乌梅）。

（2）反复多次大汗出，退热未尽，已耗气伤津（人参），并有太阳表虚桂枝汤证之风寒邪气伏于体内。虽目前无汗、恶寒、发热，对应太阳表的麻黄汤证，但因为：一患者间质性肺炎的疾病规律存在气、阴、阳三者的不足，二尺脉沉。结合《伤寒论》第301条"少阴病，始得之，反发热，脉沉者，麻黄附子细辛汤主之"，故予四逆汤合麻附细加人参。

（3）大便今日未解，已出现阳明腑实热之端倪，结合痰黄，咽干、痒、微痛，舌暗郁红，苔白黄略腻，尺脉沉，故赤白芍并用，既可开南方对治血脉郁热，又可降西方加强阳明降机。

（4）针对高热、咳嗽、痰黄，间质性肺炎继发感染，寸关脉洪大，已出现肺热叶焦之势，故以黄芩、半夏、石膏、赤芍为组药对治。

服药后详细病程记录如下：

22:20服药前测体温为39.4℃；22:25服药100ml，药后10分钟从额头开始出汗，渐及全身透汗，热渐退，23:45安然入睡，2:00测体温为37.3℃。2:30服药50ml后继续安然入睡。

**7月1日早上查房。**

7:30测体温为37.3℃，精神较昨日明显好转。夜间有矢气，晨起排解2次大便，第二次为黑色溏泥样带泡沫大便。咳嗽，有痰，痰较前易咯出，痰色黄较前转淡。舌淡红，苔薄黄；脉细滑和缓略紧。

嘱停药，30g白糖融入150ml水中饮用。

**7月1日下午查房。**

15：00测体温为38.9℃。15:30测体温为38.6℃；略烦躁，纳佳。共排解大便4次，皆为黑色溏泥样带泡沫大便。舌略郁红，苔薄黄，脉细弦紧。

方药：生石膏125g、人参45g、半夏65g、麻黄5g、细辛10g、桂枝15g、赤芍45g、炙甘草60g、熟附子30g、干姜30g、乌梅30g、五味子10g、黄芩45g、桃仁15g、苦杏仁15g、冰糖30g、薏苡仁45g、滑石30g。

1剂。加水1500ml，一直用文火煮2小时以上，煮取450ml，分5次服。

[按]

重剂使用生石膏、乌梅阖厥阴、阳明，配合四逆汤、人参、冰糖扶元气，顾护气津，顿杀病势；桂枝汤、麻附细托透伏邪，黄芩、半夏清热化痰止咳，保护了"娇脏"之肺；排出黑色溏泥样带泡沫大便说明患者体内深伏风、寒、湿、热、火邪；根据治疗效果说明此患者个体禀赋规律为易发生阳明热化实证。上药仅服1/2量，今日上午行相关检查而多次出入冷热交替环境，下午查房时体温再次升高。但病机已发生了部分变化，脉转为细弦紧，阳明邪热之势已得到控制，故石膏减半，去白芍；少阴伏寒可乘势加强托透，故细辛加倍，并加五味子温肺化饮；目前有汗出，根据汗出后可退热，结合舌略郁红，苔薄黄，溏泥样大便，故调整桂枝与赤芍比例为1：3；肺热叶焦之势得以部分控制，结合间质性肺炎诊断，肺内必有痰、瘀、热绞结，故加桃仁、苦杏仁、薏苡仁、滑石，通利三焦，可加强肺通调水道，主治节之功。参悟桃核承气汤中大黄对治在里、在内、在深阳明界面之邪热，桃仁、桂枝为对药，一降阳明、一升厥阴，对治血脉中之血行不畅。

**7月1日夜间查房。**

18:30测体温为38.4℃，服上方100ml，半小时后测体温为38.1℃，全身有微汗出。21:00测体温为37.5℃，服药100ml。21:30测体温为38.1℃。23:00测体温为37.5℃，服药100ml。0:30服药100ml。次日清晨测体温为36.4℃。次日清晨排解2次黑色溏泥样带泡沫大便。

泡服方：人参10g、刨附片3g、干姜2g、炙甘草9g、生山茱萸3g、乌梅1粒、冰糖5g。

3剂。每日1剂，加沸水300ml，焖烧杯泡30分钟，代茶饮。

**7月2日查房。**

体温恢复正常。

嘱继服上方2剂，每日1剂。每日进食水蜜桃2个，温度适中的柠檬蜂蜜水适量。

　[按]

泡服方针对患者之本气——元气不足，故以生生不息汤加人参、乌梅、冰糖，以增强本气。食疗针对患者肺虚易热化之体质。

# 第十一节　食管恶性肿瘤

李某，男，66岁。

**初诊：** 2016年8月12日。

**主诉：** 咽喉疼痛伴渐进性吞咽困难半年余。

**病史：** 患者半年余前无明显诱因出现咽喉疼痛，并伴渐进性吞咽困难，2016年7月20日于外院CT+病理活检确诊为"食管上-下咽段中至低分化鳞状细胞癌伴淋巴结转移"。主治医生建议行放化疗治疗，患者拒绝，寻求中医治疗。

**刻诊：** 咽喉疼痛，伴双耳疼痛，口服止痛药（西乐葆，每次1片，每日2次）可止痛；进食则呛咳，吞咽困难；痰多，质黏，色白，口服沐舒坦后质黏减轻，易咯；食欲可，半年内体重下降16kg；精神可；大便正常；进食后思睡；眠可；口干、咽干，喜温水；无口苦；易上火，表现为大便干，咽干、痒、痛；不易感冒；小便黄；无明显怕冷怕热；时有胸闷，CT示"右上肺叶尖段纵隔旁类结节灶，可疑肺癌"；舌红，苔薄黄；脉滑实。

**诊断：** 食管恶性肿瘤。

**方药：** 中脉方加味。

茯苓60g、白芍60g、半夏30g、盐牛膝30g、泽泻30g、乌梅30g、石膏15g、酒大黄10g、炙甘草60g、白术120g、熟地黄30g、煅牡蛎30g、吴茱萸3g。

14剂。每2日1剂，每剂加水1500ml，一直用文火煮2小时以上，煮取300ml，分2日，每日3次服。

**［逐症分析　由博返约］**

（1）依"咽主地气"之理，食管癌的主要矛盾属土气不足，局部六气绞结成实，体重骤减属壮火食气，元气受损必伤及三阴。

（2）咽痛、伴双耳疼痛，结合电子胃镜所见的癌肿组织局部糜烂溃疡深凹、质脆、易出血，属局部肉气不足，腐气内生，火、湿、燥、痰、瘀绞结。虽有虚证，但阳明气血分实热为主要矛盾，用石膏、酒大黄，其源头之一为厥阴中化太过之火，用乌梅，但癌症患者厥阴中化太过为火必存在厥阴寒，但目前邪火炽盛，故配小剂量吴茱萸温煦萌芽的同时又可截断因厥阴寒而导致的邪火。

（3）进食后呛咳、吞咽困难说明除了（1）+（2）之病机线路外，还有局部气虚，寒湿阴霾逆上，用茯苓、泽泻、盐牛膝。

（4）痰多，质黏，色白，此属太阴己土之气不足，戊土燥气太过，用茯苓、泽泻、半夏，其源头为：①肾为痰饮之根，结合病机线路（2），首先考虑肾水上泛为痰，肾水之不足，用熟地黄，肾浊，用茯苓、泽泻，其次考虑甲胆逆上，挟肾水壅阻南方，用茯苓、白芍。②脾为生痰之源，结合病机线路（2）+（3），选用能托腐气、运脾化湿的白术。

（5）进食后思睡属中气不足，土之运化不力，结合病机线路（2）+（4），首选白术。

（6）易上火，表现为大便干、咽干、痒、痛，此属土气不足，局部阳明伏热，肺、胆、胃均不降。结合病机线路（1），此火必与厥阴失阖、中化太过相关，用乌梅、石膏、酒大黄；结合病机线路（2），存在《伤寒论》第29条中芍药甘草汤之机理（降甲胆，缓急止痛）。

（7）舌红、苔薄黄属热，脉滑实属局部实证。

（8）小便黄属虚夹热，对于此类患者，既可为实热，也可为虚热。水道之不利可用茯苓、泽泻对治，其寒热虚实夹杂见前分析，如石膏、酒大黄、白术、熟地黄、乌梅。

（9）时有胸闷，结合CT提示的"右上肺叶尖段纵隔旁类结节灶，可疑肺癌"，属虚中夹大实证，结合病机线路（1）～（8），在前药基础上加煅牡蛎坠火散结，收敛元气。

**二诊：2017年7月3日。**

服上方1年余，吞咽困难逐渐减轻，现已可缓慢吞咽普食，饭量可，体重增加5kg。今日乃因2个月前患寻常型天疱疮，经住院治疗后病情基本控制，特来寻求中药进一步调治。因病情逐步好转，患者未按要求定期复查食管肿瘤相关检查。

# 第十二节　神经性头痛

陈某，女，18岁。

**初诊**：2016年8月30日。

**主诉**：反复发作性右侧头痛伴头晕、呕吐6年。

**病史**：患者6年前无明显诱因出现右侧头痛伴头晕、呕吐，当地医院CT检查"未见明显异常"，诊断为"神经性头痛、神经性眩晕"，予中药及理疗后症状减轻。

**刻诊**：右侧头痛，痛连牙齿，晨起6:00左右易发作，痛时伴呕吐、汗出浸衣、全身皮肤发冷、视物模糊、眩晕，吐后头痛减轻；疲劳、乏力；汗多，汗后怕风、怕冷；平素怕风、怕冷；纳可，无口干、口苦；难入睡；大便日1解，质干硬，顺畅；小便调；不易感冒；不易上火；月经：$17\dfrac{（2\sim3）}{（18\sim35）}$；LMP：8月22日至8月24日，量少，3片日用卫生巾/日，湿1/3，痛经（－），血块（＋），经期前后易头痛；舌边尖红，苔根部长裂纹；脉沉。

**诊断**：神经性头痛。

**方药**：三焦气方。

酒大黄10g、熟地黄90g、山茱萸30g、茯苓15g、泽泻15g、黑顺片15g、紫油桂15g（后下）、白术45g、黄芪45g、升麻6g、柴胡6g、桔梗6g、桂枝10g。

7剂。每2日1剂，每剂加水1500ml，一直用文火煮2小时以上，煮取300ml，分2日，每日2次服。

[逐症分析　由博返约]

（1）患者18岁，反复发作性右侧头痛伴头晕、呕吐6年，提示患者先天禀赋元气不足，阴阳俱虚，厥阴风木疏泄太过，伏邪作祟，阳明失降。

（2）月经量少、周期不规律，经期前后易头痛及舌边尖红，苔根部长裂纹，说明肾水不足，水不涵木；汗出后怕风、怕冷属元阳不足；精神易疲乏属萌芽蓄健不力；结合病机线路（1），故用90g熟地黄配15g的黑顺片、肉桂，30g山茱萸。

（3）晨起6:00左右易发头痛，时伴呕吐、汗出浸衣、全身皮肤发冷、视物模糊、眩晕，结合不易上火，精神易疲乏，说明患者元气不足，厥阴、中气易下陷，寒湿阴霾随厥阴风木直升。山茱萸、桂枝、黄芪、白术、升麻、柴胡、桔梗、泽泻、茯苓九药使用指征。其中升麻、柴胡、桔梗升提下陷中气的同时升散郁火，茯苓、泽泻、白术对治寒湿之邪，熟附子、桂枝、肉桂、茯苓、泽泻、白术可增强命门火及三焦气化之力。

（4）舌边尖红，苔根部长裂纹，难入睡，说明阴分不足，土不伏火。

（5）疲劳、乏力，汗多、汗后怕冷、怕风，平素怕冷、怕风，结合病机线路（1）+（2）+（3），说明既有元气、中气、萌芽不足，又有"壮火食气"、在外卫气不用。

**二诊：2017年8月11日。**

患者服用上方后至今年6月上症未发作，于2017年6月18日及6月25日无明显诱因出现右侧头痛，胀痛为主，伴呕吐、视物模糊、头晕、天旋地转感，程度如前；不易上火；精神易疲乏，眠时自觉胸前压迫感，自觉呼吸不顺畅；怕冷；汗出正常；纳眠可；无口干、口苦；大便日1解，成形，顺畅；小便调；LMP：7月15日至7月18日，月经不规律，时提前时推后，量少；PMP（前次月经日期）：6月25日至6月28日；舌红，苔少；长裂纹消失；脉沉。

方药：傅山引火汤加味。

熟地黄90g、盐巴戟天30g、天冬30g、麦冬30g、茯苓15g、醋五味子10g、乌梅10g、泽泻15g、盐牛膝15g、吴茱萸3g、广升麻10g、麸炒苍术10g、酒大黄5g、蝉蜕15g。

7剂。每3日1剂，每剂加水1500ml，一直用文火煮1.5小时以上，煮取210ml，分3日，每日1次服。

［**按**］

（1）服药后头痛10个月未发作，提示药证相合，大部分邪气转化归位，元气较前增强。今年"夏至节气"前后各发作1次，结合今年丁酉年正商年运及夏至一阴生之天地规律及舌象，主要矛盾为真阴不足、阴不涵阳、相火离位，故予引火汤合乌梅引火归原、导龙归海、收敛相火。

（2）发作时诸症同时涉及风、寒、湿、火、阴霾、逆气诸邪。寒湿阴霾以茯苓、泽泻、盐牛膝对治。而湿热、火邪的对治，除了病机线路（1）外，结合天地规律，就诊时为四之气太阴湿土，采取如下之法：①合麸炒苍术、广升麻，取"清震汤"之化裁，升散郁火，运脾化湿，清利头目；②合酒大黄、蝉蜕，乃"升降散"之化裁，降浊清热解毒，升清疏散风热；③合泽泻、广升麻加强一脏五腑至阴之地的升清降浊功能；④合少量吴茱萸温煦萌芽，截断火邪源头之一——厥阴寒。

# 第十三节 痛风

柯某，男，27岁。

**初诊**：2014年10月28日。

**主诉**：反复双足肿痛5个月余。

**病史**：患者5个月前无明显诱因突发右足外踝红肿热痛，活动不利，后逐渐发展至全足踝，于当地医院查血尿酸＞700μmol/L，诊断为"痛风"，服活血通络、消炎止痛类药物治疗半个月，症状基本消失。9月18日因进食过多、过杂后于10月1日出现左足外踝红肿热痛无法行走，查血尿酸＞620μmmol/L，卧床休息3天及口服别嘌醇片、消炎止痛药后左足症状缓解，但右足出现相同症状，之后卧床休息约25天，期间未服药。今日症状稍缓解前来就诊。

**刻诊**：右足外踝局部发热，踝关节活动不利，左足外踝热痛明显，双足下楼梯时跟腱牵扯样疼痛，双足红肿不明显；纳可，喜食咸、辣饮食；易嗳气，饮凉水后胃脘不适；口干，痛风发作时尤甚，渴喜温水，饮后不解渴；精神易疲乏；易咽干咽痛，咽中有异物感，含西瓜霜含片后缓解；易上火，表现为口腔溃疡，智齿疼痛；汗多，运动后汗出如雨，以胸背为主，汗出后微怕风怕冷；大便日1解，先羊矢状后呈条状，质干，排解困难；舌淡略红，苔薄黄；脉细小滑。痔疮病史，偶有出血，痔疮发作时腰骶部疼痛。

**诊断**：痛风。

**方药**：熟地黄45g、酒大黄15g、泽泻30g、怀牛膝30g、生甘草15g。

5剂。每日1剂，每剂加水600ml，一直用文火煮1个小时以上，煮取

90ml，每日分早晚两次餐后1小时服。

**[逐症分析　由博返约]**

（1）患者食多、食杂后近半个月方出现左足外踝红肿热痛无法行走，休息及治疗后左足症状缓解，右足出现相同症状，说明土气虚，土之生化运载功能下降，内生湿热二邪并内陷至在里、在内、在深之阳明界面，故用酒大黄、生甘草。

（2）双足下楼梯时跟腱牵扯样疼痛，下楼梯痛症属于足阳明胃经失于津液的濡养，故"阳明主润宗筋，宗筋主束骨而利机关也"功能失常，局部不荣、不通同时存在，故选用熟地黄、酒大黄。

（3）喜食咸喜辣，结合易咽干咽痛，咽中有异物感，说明土中寒湿偏盛但易郁而化热，对应泽泻、怀牛膝组药。

（4）易嗳气，饮凉水后胃脘不适，说明太阴己土虚寒，阳明戊土降机不利。

（5）口干，痛风发作时尤甚，渴喜温水，饮后不解渴，说明存在阳明伏热兼肾水不足，用大黄、熟地黄。

（6）大便日1解，先羊矢状后呈条状，质干，排解困难，说明阳明内伏腑实热邪，用酒大黄。

（7）精神易疲乏属中气不足、厥阴升发无力，参悟栀子甘草豉汤原文，邪火盛时正虚，用生甘草。

（8）汗多，运动后汗出如雨，以胸（胸属阴，但为阳明地界）背（属阳）为主，汗出后微怕风怕冷，说明阳明有热，阴阳两损，以阴损为主，结合病机线路（6）用酒大黄、熟地黄对治。

（9）痔疮病史，偶有出血，痔疮发作时腰骶部疼痛，说明厥阴下陷中化为火邪郁滞于脉中，邪热伤及血脉、肾阴，用酒大黄、怀牛膝、熟地黄。

（10）易上火，表现口腔溃疡，智齿疼痛属水浅不养龙，用酒大黄、怀牛膝、熟地黄。

（11）舌淡略红，苔薄黄属热；脉细小滑说明阴分不足，局部实证。

综上所述，患者主要矛盾为土气不足，生化运载功能下降，阳明伏热，内耗土中精、津、液，肾水不足。

二诊：2014年11月10日。

上方共服10剂，未服其他药；双足肿完全消退，双足外踝局部发热感消失；踝关节活动不利好转95%，双足下楼梯时跟腱疼痛消失；易嗳气好转80%；大便日1~2解，质软，排解畅；痔疮未发作；纳眠可；口干好转，饮水正常；舌淡红，苔黄白；脉沉细。

方药：黄芪250g、酒大黄45g、茯苓45g、桂枝45g、赤芍45g、白芍30g、防风30g、麻黄1g、细辛1g。

7剂。每3日1剂，每剂加水2000ml，一直用文火煮1.5小时以上，煮取300ml，分3日，每日分早、中、晚3次饭后1小时服。

［按］

患者服药后诸症好转，痛风这一疾病的反复发作及与部分饮食的相关性，临床总结与大气不运、阳明气血分伏热、脉内邪热及腠理不畅相关。

运大气首选重剂黄芪，阳明气血分伏热首选酒大黄，故本患者在此基础上，受河间"气孔、汗孔、鬼门、玄府、腠理"之启发，故用1g细辛、1g麻黄抽通腠理，茯苓、白芍对治无形之水热气结；考虑患者存在厥阴下陷后直升壅阻南方郁而化热（咽痛）之气，故合桂枝、赤芍各45g，白芍30g；防风通络祛风开表透邪，开表之作用犹如自然界中致密的树丛中空气不流动，一旦将树丛密度减小，风即可流通之理。

三诊：2014年12月11日。

服上方第1剂时出现咽痛、流涕，继服上症消失；服至第3剂时出现大便干结，痔疮出血，外踝关节红肿热痛、活动不利，但程度为平素的50%，嘱其在原方中加入决明子30g、苦杏仁10g、钩藤15g、鸡蛋花15g，服用1剂后上症消失；来诊时外踝无红肿，无疼痛；余无不适；舌暗红苔薄白；脉细滑。

方药：李可培元固本散1号方（胎盘、鹿茸片、红参、五灵脂、三七、琥珀等）180g。

每日2次，每次3g，温盐水送服。

[按]

患者服药后深伏土中之火、热、燥邪外显，于方中加入甘苦微寒之决明子30g，依"诸子皆降"之理，清热润肠通便，苦杏仁10g开降肺气、增强肺之化源之力，钩藤15g清热平肝通经络，鸡蛋花15g对治肠道火邪，上四药清热泻火，疏通经络而无损伤根气、中气、萌芽之弊。来诊时已无明显不适，故予李可培元固本散1号方善后。

2017年8月31日电话随访，两年多来痛风一直未发，也未行相关指标检测。

# 第十四节　过敏性皮炎

郭某，男，54岁。

**初诊：**2017年6月26日。

**主诉：**反复皮肤红疹4年，再发1个月。

**病史：**患者4年前无明显诱因下出现皮肤红疹，剧烈瘙痒，服用激素、抗过敏药物好转，停药后反复如前；2年前经南方医院古中医科中医治疗后皮疹、瘙痒消失；2016年10月后偶有发作，服用抗过敏药物明显改善。近1个月无明显诱因再次出现皮疹，瘙痒，膝盖先发，后发展至双肘、内踝，部位对称，局部皮肤增厚发红，服用抗过敏药后局部皮肤增厚好转，发红、瘙痒无缓解；自觉劳累后胸闷、全身发热感、欲凉饮；大便干结，初服牛黄解毒片后大便通畅自觉舒适，继服大便干结如前；小便热；眠尚可；舌略红，苔薄白；脉沉伏。

**诊断：**过敏性皮炎。

**方药：**生石膏60g、酒大黄15g、乌梅15g、熟地黄60g、紫草30g、牡丹皮15g、葛花15g、瓜蒌30g、红花5g、甘草30g、泽泻15g、淡竹叶10g。

4剂。每日1剂，每剂加水1000ml，一直用文火煮1小时，煮取210ml，每日3次服。

**［逐症分析　由博返约］**

（1）患者再发皮疹、剧烈瘙痒发红，属体内伏邪与发病之年月对应的天地一气中火热燥邪同气相求之理。结合全身发热感、欲凉饮，说明源于土不伏火、厥阴中化太过之火深伏《伤寒论》第184条对应的阳明界面，用熟地黄、乌梅、酒大黄、生石膏、甘草。

（2）大便干结，初服牛黄解毒片后大便通畅自觉舒适，继服牛黄解毒片上症无缓解，考虑存在阳明腑热，但其来源为三阴，因三阴本气内匮产生热化变证，牛黄解毒片初服可以对治部分阳明腑热，但因三阴本气不足之源头未扭转，故继服无效。结合自觉劳累后胸闷、全身发热、欲凉饮，说明气虚后胸阳明为实热证，故用瓜蒌、红花散宽胸开气结、清热通络、活血散瘀。

（3）小便热，考虑水道存在伏热，用淡竹叶、泽泻。

（4）紫草、牡丹皮，清解血脉中伏热。

（5）葛花取"诸花皆散"之意，疏散阳明郁热。

**二诊：2017年6月30日。**

服药后右下肢皮疹消失，左下肢皮肤部分皮疹呈片状出现，局部色红、发热、瘙痒，行走时发热明显；小便热好转；劳累后胸闷、喜凉饮如前；补充自觉烦躁；大便干结如前；舌尖红，苔薄白；脉细实。

方药：生地黄120g、熟地黄120g、生石膏120g、鸡蛋花30g、淮山药60g、人参30g、炙甘草30g、乌梅30g、广升麻30g。

1剂。每3日1剂，每剂加水2000ml，一直用文火煮2小时，煮取600ml，分3日，每日2次服。

［按］

患者服药后右下肢皮疹消失、小便热好转，但左下肢皮疹之象、大便干结、全身发热、欲凉饮情况未缓解，说明诊治思路未恰中病机。再三思之，4年来病情的反复，皮疹的增厚、发红、瘙痒，大便干结对治方法的无效，结合再发时的年运特点，考虑津、液、精的耗损与阳明伏热互相影响是疾病的主要矛盾。故二诊重用生地黄、熟地黄、生石膏各120g，鸡蛋花清热疏散邪火，淮山药、人参、炙甘草加强土中之气、阴、液，防生石膏伤中之弊。重剂生地黄、重剂熟地黄、人参、炙甘草益土之气、精、阴、液的同时配合广升麻升提下陷之中气，同时升散郁火，生地黄、广升麻、生石膏乃清胃散之化裁，对治阳明界面气血分伏热。乌梅、熟地黄厚土伏火，乌梅、生石膏阖厥阴阳明，加强生生之源。

**三诊：2017年7月3日。**

服药后右侧皮疹局部发热、发红好转90%，发展速度减缓让患者大为欣喜；大便通畅，日2解，前成形，后稀烂；烦躁、喜凉饮、劳累后胸闷均好转；舌郁红，苔薄白；脉较前柔和。

方药：生地黄150g、熟地黄150g、生石膏150g、鸡蛋花30g、淮山药60g、人参30g、炙甘草60g、乌梅30g、广升麻30g、白芍60g、醋五味子10g、盐牛膝30g。

2剂。每3日1剂，每剂加水2000ml，一直用文火煮2小时，煮取600ml，分3日，每日2次服。

［按］

服药后诸症改善说明上述病机线路之正确，大便次数增多且稀烂乃"脾家实"之象，结合患者仍喜凉饮，故加大生地黄、熟地黄及生石膏用量至150g，同时依据甲胆—元气—相火的关系，加白芍降甲胆；加醋五味子配合熟地黄壮水镇阳。

# 第十五节　糖尿病足

霍某，女，70岁。

**初诊：** 2016年12月6日。

**主诉：** 左足皮肤溃烂4个月。

**病史：** 患者4个月前无明显诱因下出现左足溃烂，局部皮肤色暗郁红，难以愈合，不痛；1个月前于当地诊所就诊，使用清热解毒中药外敷后逐渐出现局部水肿，左足麻木感，碰触时轻微疼痛感；局部肤温冰凉；纳眠可；大便2日1解，成形，顺畅；既往史：2006年左侧深静脉血栓病史，伴有左足麻木肿胀、发红、皮肤溃烂，症状与目前症状相似，行相关治疗后好转；患者有糖尿病病史8年，规律服用西药控制血糖，近4个月血糖控制不佳；舌郁红，苔白腻；脉弦劲。

诊断：糖尿病足。

处方：先天定坤汤加味。

黄芪250g、熟附子30g、干姜30g、炙甘草60g、山茱萸90g、白术120g、姜炭30g、炒芥子30g、生龙骨30g、生牡蛎30g、活磁石30g、桂枝45g、赤芍45g、茯苓60g、白芍60g、人参45g、吴茱萸30g。

7剂。每3日1剂，每剂加水2300ml，一直用文火煮3小时以上，煮取450ml，分3日，每日2次服。

[逐症分析　由博返约]

（1）患者左足皮肤溃烂红肿难愈，外敷清热解毒中药后反而出现患足水肿及麻木，考虑病机为大气不运，肉气内陷，三阴本气不足，故

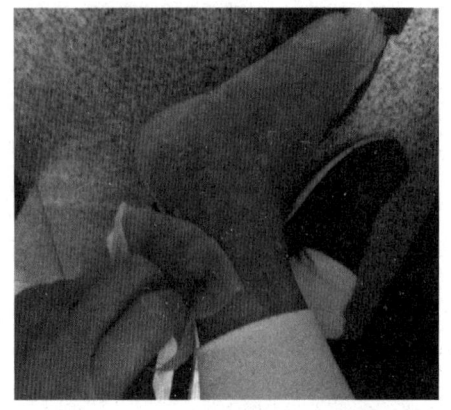

患者治疗前照片

方用大剂量黄芪托腐生新，运大气、充里气、实肉气，合破格救心汤加强元气。

（2）脉弦劲说明元阳不足，厥阴风木疏泄太过，为元气欲脱之端倪，临床使用破格救心汤指征。

（3）10年前深静脉血栓导致类似症状，考虑存在厥阴冰凝病机线路，结合病机线路（1），加用吴茱萸30g破冰解凝通阳。

（4）近4个月血糖控制不佳，结合大便2日1解，成形，以及舌苔白腻，考虑己土运化之力不足，兼阳明伏热内停同时存在，依据师父李可老中医所言"阳明之燥热永不敌太阴之寒湿"，故用白术120g，健运太阴，对治阳明失阖。

（5）舌郁红，苔白腻，结合病机线路（1）+（3）+（4）考虑寒、湿、热邪同时存在。

（6）依据《素问·逆调论》"营气虚则不仁，卫气虚则不用，营卫俱虚则不仁且不用"及《灵枢·痈疽》"寒邪客于经络之中，则血泣，血泣则不通，不通则卫气归之，不得复返，故痈肿。寒气化为热，热胜则腐肉，肉腐则为脓"之理，该患者营卫俱虚，但存在水热气结，故在前基础上合用大量茯苓、白芍（各60g）及等量桂枝、赤芍（各

45g）之理。

（7）加入炒芥子、姜炭温经通络，祛皮里膜外之痰。

**二诊：2016年12月27日。**

左足麻木感减轻，局部水肿明显减轻，皮肤溃烂好转，有新鲜肉芽长出，局部皮肤颜色转鲜；自觉皮肤发紧感，内有刺痛感；大便2日1解，成形；余同前；舌淡红，苔黄厚腻；脉细紧，偶有结代。

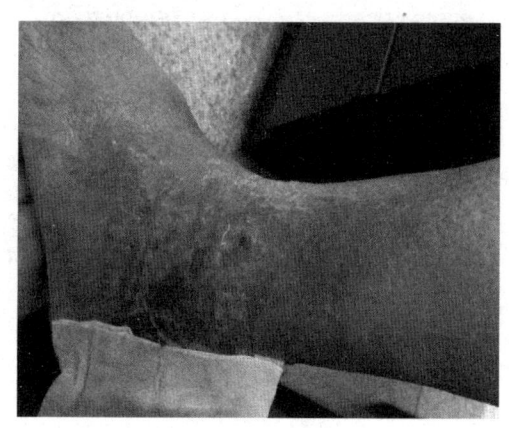

患者二诊时照片

方药：守方加味。

黄芪300g、熟附子60g、干姜30g、炙甘草120g、山茱萸90g、白术120g、姜炭30g、芥子30g、生龙骨30g、生牡蛎30g、活磁石30g、桂枝45g、赤芍45g、茯苓60g、白芍60g、人参45g、吴茱萸10g、乌梅30g。

3剂。每2日1剂，每剂加水3000ml，一直用文火煮3小时以上，煮取600ml，分2日，每日3次服。

［按］

服药后诸症改善，说明初诊7条病机线路及所用方药的正确，此诊肤色嫩红属来源于三阴界面的离位相火，故加用乌梅；皮肤发紧，内有刺痛感，说明元气增强，厥阴寒冰减少，故吴茱萸减为10g，利用回到生生之源六条捷径之二即初诊病机线路（1）、（2），故加大黄芪、熟附子、炙甘草的用药量。

**三诊：2017年1月3日。**

左足麻木感减轻，皮肤溃疡进一步愈合，局部水肿明显减轻；服药第3、4日出现右侧头痛，持续2天后自行缓解；服药期间大便由2日1解转为日1解，成形；纳眠可；舌淡暗，苔薄黄略燥；脉细滑。

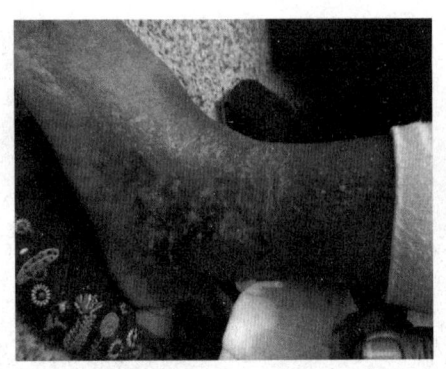

患者三诊时照片

方药：守方加味。

黄芪300g、熟附子30g、熟地黄60g、炙甘草90g、山茱萸60g、白术120g、姜炭30g、炒芥子30g、生龙骨30g、生牡蛎30g、活磁石30g、桂枝15g、赤芍60g、茯苓60g、白芍90g、人参30g、吴茱萸20g、乌梅45g、牛膝30g。

7剂。每2日1剂，每剂加水3000ml，一直用文火煮3小时以上，煮取600ml，分2日，每日3次服。

［**按**］

患者服药后左足麻木感减轻，皮肤溃疡进一步愈合，局部水肿明显减轻，大便恢复正常，但服药期间曾出现头痛，苔薄黄略燥，说明在前病机基础上，此二症属厥阴界面因寒而导致中化太过之火。对治的方法：①加强土伏火，改变四逆汤用药的配伍及药量的匹配，撤干姜，熟附子减量为30g，炙甘草3倍于熟附子；②加强降甲胆，白芍加至90g；③针对厥阴寒，故加大吴茱萸量至20g；④通过调整脉内外营卫二气力量匹配，故桂枝减为15g，赤芍4倍于桂枝；⑤加用熟地黄配乌梅，借助补土之专精，利用其裹撷渗灌之力增强元气；⑥加入牛膝30g引火下行至五之气阳明；⑦熟地黄配炒芥子、姜炭达和阳解凝之功。

患者继续守方治疗，黄芪用至500g，熟附子用至240g，2017年7月复诊，左足皮肤完全愈合。

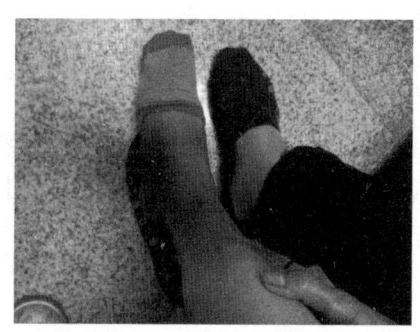

患者治疗后照片

# 第十六节　肺恶性肿瘤

郑某，男，81岁。

**初诊**：2017年8月7日。

**病史**：（家属代诉）来南方医院古中医科就诊前外院诊断为肺肿瘤、胸腔积液、心包积液、阵发性心房颤动。

**刻诊**：无力起床；大小便失禁，觉上气不接下气，乏力严重；汗少；不欲饮；近2日颜面、下肢浮肿，右脸麻，艾灸后好转；左脚麻木无感觉；跌倒2次，意识清醒，分别为2017年7月8日行走时，2017年7月12日一次上厕所时；咳时重时轻；现主要进食奶粉；大便烂；语言时有不清；舌红无苔。

**方药**：张锡纯来复汤加减。

山茱萸30g、人参30g、生龙骨30g、生牡蛎30g、炙甘草30g、桂枝5g、茯苓15g。

5剂。每日1剂，每剂加水1300ml，一直用文火煮1小时，煮取90ml，分1日，每日5次服。

**二诊**：2017年8月17日。

家属代诉：服前方共10剂（自行当地抓药5剂）。从卧床不起转为可缓慢行走；大小便失禁转为大便稍有感觉，每日1~2次，质烂；汗少同前；近2日不识人好转；双下肢浮肿转为双下踝浮肿；脸部浮肿时消失；时出现左脚皮肤紧绷转松；左脚感觉情况无留意，不知是否好转；咳嗽减少，痰可咳出，白痰，转稀；纳好转，现可食用1碗粥及米粉；患者诉胸闷明显缓解；舌脉未查。

方药：守方加味。

山茱萸50g、人参50g、生龙骨30g、生牡蛎30g、炙甘草30g、桂枝5g、茯苓15g、酒大黄5g、姜炭10g、炒僵蚕10g、羌活5g、防风5g、丝瓜络15g。

7剂。每2日1剂，每剂加水1300ml，一直用文火煮1小时，煮取180ml，分2日，每日5次服。

**[逐症分析　由博返约]**

（1）依据西医诊断，结合患者年龄及乏力严重，无力起床；只能进食奶粉；大便烂，大小便失禁；曾跌倒2次，上气不接下气，语言时不清；舌红，无苔，考虑元气有欲脱之势，生机委顿，中气内匮，为避免白芍对萌芽之戕伐，故首选来复汤去白芍救萌芽、复元气。依主气规律，及肝脾同主升，合桂枝温益萌芽，助厥阴和缓有序地升发；大量心包积液属元阳不足，阳不化阴，水饮随厥阴风木直升并壅阻于护卫心之宫城之心包，但目前主要矛盾集中于生命三要素之一的萌芽，故在蓄健萌芽的基础上，合茯苓理先天元气并利水通阳。

（2）患者有肺肿瘤、大量心包积液、阵发性心房颤动病史，觉上气不接下气，语言时不清，考虑萌芽、中气不足，宗气不能发挥贯心脉、行呼吸以及肺失通调水道之功能，此处亦是用桂枝、茯苓之理。

（3）患者颜面、下肢浮肿，汗少，不欲饮，考虑元气不足，三焦气化无力，此处桂枝、茯苓组药取五苓散化裁之意，加强三焦气化，从而增强"三焦为厚气之别使"的功能。

（4）服上方后患者由卧床不起转为可缓慢行走，大小便失禁转为大便稍有感觉，纳好转，现可食用1碗粥及米粉，患者诉胸闷明显缓解，说明元气、中气、宗气均较前增强，更为重要的是说明元气生中气之理。浮肿较前减轻，表明元气增强，三焦气化功能较前恢复。根据疾病规律及《伤寒论》第184条"阳明居中，主土也，万物所归，无所复传"，考虑肿瘤终末期患者，结合语言、二便情况，必有深伏之阳明热毒，故利用升降散中之炒僵蚕、酒大黄降浊清热，升散火毒。

（5）大便次数多，质烂，提示土中内伏风寒湿邪，因同时兼有深伏之阳明热毒，改干姜为姜炭合炙甘草复太阴之阳，又可温经止血。

（6）对于中气内匮之晚期肿瘤患者，对治太阴土中之风寒湿之邪，临床体会，可采用喻嘉言之逆流挽舟法，如何选用风药，对于此种气血阴阳俱不足而局部又为大实证之患者，通过对张元素的九味羌活汤的参悟，选用羌活、防风之升散托透之力对治。

（7）肿瘤局部大实证，结合《灵枢·五十营》《灵枢·营气》《灵枢·邪客》《素问·痹论》《素问·举痛论》等篇章的参悟，认识到现代医家提出的络病学说可指导肿瘤的对治，故在前法治疗的基础上，加丝瓜络打开局部络道，羌活、防风祛风通络之理乃自然界中致密的树丛里空气不流动，一旦树丛密度减小，风即可流通之理。

# 第十七节　血管免疫母细胞性T细胞淋巴瘤

孙某，男，29岁。

**初诊**：2017年7月14日。

**主诉**：反复发热1年余。

**病史**：患者1年前因反复发热于中山大学肿瘤医院确诊为血管免疫母细胞性T细胞淋巴瘤，已行多次化疗，化疗期间曾反复出现肺部感染。2017年6月再次出现肺部感染，并发呼吸衰竭、心肝功能不全；6月16日腰椎穿刺：淋巴瘤中枢侵犯；7月12日检查血小板为$36 \times 10^9$/L，胸部CT示：双肺多发炎症和纤维化改变。

**刻诊**：反复发热，以下午发热为主，最高体温达39.3℃；发热时怕冷，寒战；服用退烧药可汗出热退，但过后易反复，最终需用化疗药才可汗出热退不反复；发热至39℃时，心率可升至130次/分；动则气促；时有咳嗽，有白稀痰，痰出咳减；汗一般；化疗后口苦、口腔溃疡；纳眠可；大便日1~2解，顺畅；夜尿1次；舌淡暗，苔薄灰黄；脉细紧疾。

**诊断**：血管免疫母细胞性T细胞淋巴瘤。

**方药**：熟地黄60g、生石膏30g、桂枝30g、赤芍30g、白芍30g、细辛3g、麻黄3g、熟附子10g、酒大黄10g、乌梅15g、五味子15g、茯苓60g、白芥子30g、姜炭30g、生甘草30g、炙甘草30g、人参30g。

7剂。每日1剂，每剂加水1500ml，一直用文火煮2小时以上，煮取180ml，分1日，每日3次服。

**［逐症分析　由博返约］**

（1）根据病史，患者阴阳俱虚，依据高热的消退最终需化疗药、血小板的明显下降及呼吸衰竭的发生，说明体内邪毒火热炽盛，已形成壮火食气导致的充身之真气与谷气俱损，结合纳眠、二便的正常故可采用后天益先天增强身之本——精的化生，首选熟地黄、乌梅厚土伏火。

（2）依据汗出有助热退，麻桂剂使用指征；但血小板的明显下降及呼吸衰竭随时加重，说明元阳不足，推断为麻附细而非麻黄汤，火毒对应了阳明伏热，用生石膏、酒大黄。

（3）肺组织实证兼胸水，除通过病机线路（1）+（2）外，尚有甲胆、水气上逆，故用桂枝、赤芍、白芍、重剂茯苓。

（4）全身淋巴瘤说明气、血、水、脉、络道的阻塞，而目前正气匮乏，故用和阳解凝法对治，熟地黄、白芥子、姜炭、麻黄、桂枝、生甘草、炙甘草使用之理。

**二诊：2017年7月21日。**

7月17日复查血小板由之前$36 \times 10^9$/L上升至$105 \times 10^9$/L；体温下降，现波动于37~38℃，药后热峰降低，可自行降温；气促如前；纳眠可；二便调；计划于2017年7月24日再次化疗；2017年7月19日于外院复查：右咽后、右侧腮腺区、双颈部、双侧腋窝、纵隔、腹腔、腹膜后、双侧髂血管旁及两侧腹股沟区多发淋巴结较前减少、缩小；双肺多发斑片影、磨玻璃影范围较前缩小，考虑炎症；并双肺部分支气管扩张；双肺多个结节，团块状灶范围较前明显缩小；双侧胸膜增厚，双侧胸腔积液较前减少；脾脏明显增大，其内不规则低密度灶较前未见明显变化，考虑淋巴瘤浸润可能；副脾、左肾囊肿，脾周、盆腔少量积液较前稍减少；舌暗淡红，体略胀，苔老黄腻；脉细数，体不稳，左手较右手有力。

方药：熟地黄90g、生石膏70g、桂枝45g、赤芍45g、白芍45g、细辛5g、麻黄5g、熟附子20g、酒大黄20g、乌梅20g、五味子15g、茯苓60g、白芥子30g、姜炭30g、生甘草30g、炙甘草30g、人参30g、升麻30g。

7剂。每日1剂，每剂加水1800ml，一直用文火煮2小时以上，煮取180ml，分1日，每日3次服。

[按]

药后血小板上升，体温下降、热峰降低，并可自行降温，淋巴结病灶以及肺脏炎症病灶的缩小，提示药证相合，自身生化化生之力增强。熟地黄、乌梅、生石膏、桂枝、赤芍、白芍、麻黄、熟附子、细辛、酒大黄加量，针对的是火毒郁伏；依据口腔溃疡的反复发作，加用重剂升麻升提中气、升散郁火。

# 第十八节　胰腺癌广泛转移

史某，男，74岁。

**初诊：** 2017年3月10日。

**主诉：** 胃胀痛1个月。

**病史：** 患者2016年12月于外院确诊为胰腺癌广泛转移，无法手术治疗。2017年2月11日元宵节进食自助餐后出现胃脘胀痛，进食后明显，嗳气后可缓解，再次于外院行相关检查后诊断为：胰腺癌广泛转移并胃潴留。中西医治疗后未见明显缓解，近10日经胃肠减压对症处理后可稍减轻。

**刻诊：** 患病以来时有胃胀痛，进食生冷及餐后明显；易饥饿；口干，思温饮，可解渴；大便2~3日1解，成形，顺畅，时有便意但无排便；怕冷；乏力，嗜睡；下肢酸软；白天小便频，夜尿4~5次；2017年2月11日、2017年3月4日曾有发热，最高体温38℃，均未服药自行退热；舌郁红，苔黄厚燥腻；脉细实。胆囊切除史，慢性结肠炎病史。

**诊断：** 胰腺癌广泛转移并胃潴留。

**方药：** 白术60g、酒大黄5g、代赭石30g、桂枝10g、赤芍15g、泽泻15g、茯苓15g、猪苓15g、乌梅10g、白芍15g、人参30g、半夏15g、熟附子10g、炙甘草20g、升麻15g、姜炭10g、吴茱萸5g。

14剂。每日1剂，每剂加水1300ml，一直用文火煮2小时，煮取100ml，分1日，每日3次服。

**［逐症分析　由博返约］**

（1）胰腺癌广泛转移并发胃潴留病史属三阴虚寒、局部实证，对应的界面及邪气详述如下：太阴运化不力为主，寒、湿二邪内生，阳明不降，中焦清浊相干、升降失常，故用酒大黄、半夏、代赭石加强阳明降机，泽泻、升麻升清降浊、斡旋中气。

（2）胃胀痛，进食生冷及餐后明显加重，结合病机线路（1）属气阳两虚，用附子理中汤，局部因少厥阴寒而气阻，用吴茱萸、熟附子、半夏。

（3）易饥饿，依据厥阴阳明同主阖之理，此症对应之火邪：部分缘于厥阴寒并发生中化太过；部分为在里、在内、在深的阳明伏热；部分缘于甲胆失降逆上之火，故选用乌梅、酒大黄、白芍、人参、炙甘草益土之气、津、液。

（4）口干，思温饮，可解渴属太阴己土之气不足，寒湿内停，用白术、茯苓、泽泻、姜炭。

（5）大便2~3日1解，成形，顺畅，时有便意但无排便，属阳明降机不利，结合病机线路（4），属太阴己土之气不足而致阳明不降，用大剂白术、桂枝、赤芍、白芍。

（6）乏力、嗜睡属元气不足，乃少阴病"但欲寐"之理，用四逆汤；结合病机线路（1）+（2）+（3）+（4），患者内有伏热而不用干姜，改用姜炭。

（7）下肢酸软属精不足，结合病机线路（1）+（2）+（3），此属阳明伏热、壮火食气之理，用酒大黄。

（8）怕冷、小便频、夜尿频，属元阳不足，三焦气化不利，用四逆汤、五苓散。

（9）曾出现2次发热，均未服药自行退热，属厥阴失阖，轻微中化太过，用乌梅。

（10）舌郁红，苔黄厚燥腻，结合病机线路（1）~（9），属实证（实热与湿热），用酒大黄、乌梅、升麻、赤芍、白芍。

（11）脉细实，结合病机线路（1）~（10），属局部寒热实证。

二诊：2017年3月24日。

药后胀痛明显减轻，现夜间偶有发作；大便由2~3日1解转1日1解，成形，顺畅；口干缓解；精神好转；昨日下午吃雪梨后出现胃胀痛伴发热，最高体温38℃，服小檗碱无效，次日体温自行降至37.2℃；刻诊无发热；小便同前；舌暗红，苔黄厚燥腻明显减少；脉弦大。

方药：吴茱萸5g、白术120g、酒大黄5g、桂枝10g、赤芍15g、泽泻15g、茯苓15g、猪苓15g、乌梅10g、白芍30g、人参45g、半夏15g、熟附子10g、炙甘草20g、升麻15g、姜炭10g、代赭石30g、生山茱萸15g。

14剂。每日1剂，每剂加水1300ml，一直用文火煮2小时，煮取100ml，分1日，每日3次服。

［按］

吃雪梨后出现胃胀痛并发热，服小檗碱无效说明非湿热、实热之邪，通过休息可自行退热说明通过萌芽蓄健可达阖厥阴之效，人参、白芍加量，加生山茱萸乃来复汤化裁；其发热乃因食用雪梨，胀痛偶夜晚发作，此属太阴虚寒；结合上诊方药后主症改善，故此诊加大白术与人参用量；脉弦大结合前症属土不载木，恰与前分析一致。

三诊：2017年4月14日。

胃胀痛发作程度较前明显减轻，发作次数较前减少；食欲差但饭量可；精神好转；大便日1~2解，成形，顺畅；口干，喜温饮，饮后可解渴；小便同前；舌暗红，苔黄厚腻，中间裂纹；脉沉滑实。

方药：白术120g、酒大黄5g、桂枝10g、泽泻30g、乌梅10g、茯苓30g、猪苓15g、白芍30g、人参45g、熟附子10g、炙甘草20g、山茱萸15g、姜炭10g、升麻30g、蝉蜕15g、吴茱萸5g。

14剂。每日1剂，每剂加水1300ml，一直用文火煮2小时，煮取100ml，分1日，每日3次服。

［按］

胃胀痛发作程度较前明显减轻故去半夏、代赭石；大便恢复正常，故去赤芍；食欲差但饭量可说明存在寒湿之邪，故加大茯苓、泽泻药量；此诊苔裂纹显现，说明内伏郁火，因主症及精神好转，故在前基础上，加用蝉蜕合酒大黄为升降散中、升清降浊之对药，加大升麻用量：一可升提中气，二可升散郁火。

四诊：2017年5月12日。

服上方期间胃胀痛几近消失；现小腹时有胀痛；纳食量、食欲均转佳；口干、口苦，思凉饮；大便日1~3解，成形，顺畅，进食偏油腻则大便烂；小便如前；舌暗红，苔黄厚腻，中间裂纹；脉滑实。

方药：白术120g、酒大黄5g、桂枝10g、泽泻30g、乌梅10g、茯苓30g、猪苓15g、白芍30g、人参45g、熟附子10g、炙甘草20g、山茱萸15g、姜炭10g、升麻30g、吴茱萸5g、金蝉花15g、柴胡10g。

14剂。每2日1剂，每剂加水1300ml，一直用文火煮2小时，煮取200ml，分2日，每日3次服。

［按］

胃胀几近消失，纳佳，说明经上方调治后，阳明阖、坎水足，患者元气、太阴健运之功得以增强，寒湿之邪及阳明伏热减少，但此诊出现的大便次数增多，进食偏油腻则大便烂，说明在更深层次的太阴内伏寒、湿二邪。通过参悟《伤寒论》第147条柴胡桂枝干姜汤涉及太阳、太阴、阳明、少阳四个界面，并利用少阳枢机对治太阴虚寒、阳明邪热之理，故守方加用小剂柴胡加强少阳枢轴之力。因药房蝉蜕没药改用金蝉花。

之后断续在南方医院古中医科以中药调治，2017年11月17日复诊，病情稳定。

# 第十九节　中轴型脊椎关节炎

吴某，女，22岁。

**初诊：** 2014年10月18日。

**主诉：** 颈、腰酸痛3年，加重伴骶、髋、膝关节疼痛3个月。

**病史：** 患者于2011年开始出现弯腰时腰部酸痛，头部后仰时颈部酸痛，未予重视；2014年7月开始上症加重，并出现下蹲时膝关节负重不适感，端坐或平躺时左侧骶髂关节及髋关节牵扯痛；2014年9月经外院诊断为"中轴型脊椎关节炎"，建议行生物制剂治疗，患者及家属拒绝。

患病以来怕冷，不怕热；冬天口唇易长单纯疱疹；四季足部冰凉，冬季手冰凉；夏天汗多，运动、进食后明显，全身汗出，汗后怕风；月经正常；精神、纳眠可；无口干口苦；大便1~2日1解，成形，顺畅；小便调；感冒首发症状为周身乏力、关节疼痛加重；不易上火；舌边尖郁暗红，苔中根白腻，上有裂纹；脉细滑如丝。

**诊断：** 中轴型脊椎关节炎。

**方药：** 熟地黄60g、泽泻30g、牛膝30g、生山茱萸30g、人参30g（打）、桂枝45g、赤芍45g、白芍45g、大枣12枚、炙甘草30g、生龙骨30g、生牡蛎30g、紫油桂10g（后下5分钟）、熟附子10g、生姜45g。

7剂。每日1剂，每剂加水1300ml，一直用文火煮1.5小时以上，煮取150ml，分2次服。

**［逐症分析　由博返约］**

（1）患者颈、腰酸痛3年，骶、髋、膝关节疼痛，下蹲时膝关节负重不适感，端坐或平躺时左侧骶髂关节牵扯痛，结合舌边尖郁暗红，苔中根白腻，上有裂纹；脉细滑如丝。诸症依据"谷入气满，淖泽注于骨，骨属屈伸，泄泽，补益脑髓，皮肤润泽，是谓液"及"阳气者，精则养神，柔则养筋"，其病机线路有两条：①精、液不足，诸关节失于濡养，不荣则痛，用熟地黄、泽泻；②寒湿阻塞经络，不通则痛，用紫油桂、熟附子。

（2）"冬天口唇易长单纯疱疹"结合舌脉，为体内土中湿、热二邪借助天地阳气潜藏之力外现，其热象对应阳明不降，故四逆汤中去干姜。其湿、热二邪虽根源于阳虚，但目前的主要矛盾为：①阳不化阴，阴分不足，阴虚生热；②寒湿内生，郁而化热，用白芍、炙甘草、牛膝、熟附子、熟地黄、泽泻，且熟地黄与熟附子的药量匹配为6∶1。

（3）"怕冷，不怕热""四季足部冰凉，冬季手冰凉"说明元阳不足。

（4）"感冒首发症状为周身乏力、关节疼痛加重"，说明里气不足，太阳风寒表虚证之邪深伏体内，用四逆汤合桂枝汤以扶正、托透，即《伤寒论》第91条"救里宜四逆汤，救表宜桂枝汤"及第372条"温里宜四逆汤，攻表宜桂枝汤"之理。

（5）"夏天汗多，运动、进食后明显，全身汗出，汗后怕风"说明存在厥阴、中气不足，风木疏泄太过，用生山茱萸、人参、生龙骨、生牡蛎、桂枝、赤芍、白芍、大枣、炙甘草。

综上所述，病机为阴阳俱损，但以阴分不足为主，阳明失降，寒湿郁而化热，故采用阴中求阳、阳中求阴及托透之法。

**二诊：2014年11月7日。**

服药后大便日3~4解，质烂，便后自觉周身轻松感；精神明显好转；手冰凉感减轻；LMP：10月20日，痛经减轻；颈、腰、骶、髋、膝疼痛同前；足冰凉感同前；眠差；余无明显不适；舌暗，边尖郁红，苔薄白；脉细紧。

方药：熟地黄30g、泽泻30g、牛膝30g、生山茱萸30g、人参30g（打）、桂枝45g、赤芍45g、白芍45g、大枣12枚、炙甘草30g、生龙骨30g、生牡蛎30g、紫油桂15g（后下5分钟）、熟附子15g、白术90g。

7剂。每2日1剂，每剂加水1500ml，一直用文火煮1.5小时以上，煮取200ml，分2日，每日2次服。

[按]

（1）服药后大便日3~4解，质烂；便后周身轻松，精神明显好转，汗多减少，手冰凉感减轻；舌暗，边尖郁红，苔薄白，脉细紧，说明患者元气增强，土中寒湿之邪显现，部分邪气转化归位，故在前方基础上熟地黄减量，熟附子、紫油桂加量，并加用白术90g崇土制水。

（2）但此诊颈、腰、骶、髋、膝疼痛同前，眠转差，脉转细紧，提示此诊主要矛盾为阳气不足，此乃熟附子、紫油桂加量之理。

三诊：2014年12月2日。

服上方第10天后腰椎、骶髂关节、髋、膝关节疼痛感消失；颈部疼痛好转20%~30%；服药期间大便日5~6解，便前腹痛，大便质稀烂、水样便，便后无不适，继服后大便日2~3解，转质烂，无不适；停药后骶髂关节疼痛偶有反复；眠转佳；精神、体力佳；汗多减少；纳可；末次月经：11月26日，量较前稍增多，色偏暗，未再痛经；舌淡暗，苔薄白；脉沉细。

方药：熟地黄30g、泽泻60g、牛膝30g、生山茱萸30g、人参30g（打）、桂枝75g、炙甘草30g、紫油桂15g（后下5分钟）、熟附子15g、白术90g、黄芪250g、煅牡蛎75g、淮山药60g、茯苓30g、防风10g。

7剂。每2日1剂，每剂加水1800ml，一直用文火煮1.5小时以上，煮取300ml，分2日，每日2次服。

［按］

（1）腰椎、骶髂关节、髋、膝关节疼痛感消失，颈部疼痛好转，说明患者生生之源增强。

（2）服药期间大便的改变说明体内更深层伏有寒湿之邪，结合中轴型脊椎关节炎疾病规律之一：大气失运，故此诊在前治疗基础上加用重剂黄芪"运大气、定中轴、健中气、充里气、实肉气、厚土气"。

（3）针对患者仅余颈部疼痛及停药后骶髂关节疼痛偶有反复，提示"大气举之"及"厥阴风木原点起步之力"不足，故合用桂枝、煅牡蛎各75g；结合患者疼痛消失，故去白芍、赤芍、生姜、大枣。

（4）结合第（2）条，也是提前用药以转化因黄芪的翻土作用而出现的风、寒、湿邪，故加用淮山药、茯苓、防风，合泽泻、牛膝增强疏导之力。其中泽泻由30g加至60g，考虑浊阴更多来源于下焦，即加强伐肾浊的作用。

患者一直立足温益元阳、健运中气、转化伏邪之法，断续调理至2015年5月21日，十愈八九，偶有颈部后仰时轻微酸痛，但不影响生活、工作。故立足先天肾气，予李可培元固本散缓调之以善后。

# 第二十节　直肠恶性肿瘤术后

张某，女，52岁。

**初诊：** 2017年8月17日。

**主诉：** 双下肢浮肿伴腹胀2个月余。

**病史：** 2年前因大便次数增多于外院行病检确诊为直肠癌，并于南方医院行直肠肿物切除术，术后未行放化疗，近2年于南方医院古中医科服中药治疗。2017年6月患者逐渐出现双下肢浮肿，服中药后缓解，但易反复。2017年7月15日于清城区人民医院行胸部CT示：双下肺结节影，考虑为转移瘤；下腹部CT：直肠肠壁增厚，与肠内容物鉴别。并于清远市人民医院行上腹部CT：肝脏多发混杂密度病灶，转移瘤待排，肝门区多发稍大淋巴结伴钙化，少量腹水，胆囊结石伴胆囊炎。因患者拒绝放化疗，遂寻求中医治疗。

患病以来面色㿠白；疲乏无力，时有头部昏沉感；大便1～2日1解，排解困难，量少质软；纳可，口淡明显，稍饮水则腹胀，术前可耐受凉饮，术后喜温饮；剑突下顶胀感明显，影响呼吸，甚则背部、肩部肌肉疼痛；右侧胁肋部少许针刺样疼痛；双下肢凹陷型水肿；眠一般；夜尿3~5次；舌淡暗红，苔薄白；脉细弱。

**诊断：** 直肠癌术后转移。

**方药：** 己椒苈黄丸、葶苈大枣泻肺汤、双苓方合方加减。

防己10g、花椒5g、葶苈子10g、酒大黄10g、苦杏仁10g、大枣10枚、楮实子60g、赤芍60g、姜炭15g、桂枝5g、泽泻10g、茯苓10g、猪苓10g、熟地黄30g、乌梅5g、盐菟丝子30g。

7剂。每2日1剂，每剂加水1500ml，一直用文火煮1小时，煮取180ml，分2日，每日3次服。

[逐症分析　由博返约]

（1）患者面色㿠白、疲乏无力，舌淡暗，脉细弱，说明目前元气不足，厥阴、中气下陷，结合CT所见说明肝、胆、肺局部大实证。元气不足，内生六气乖乱绞结，气、血、水、脉道阻塞，部分发生了热化变证至阳明界面。

（2）右侧胁肋部少许针刺样疼痛提示阳明不降，气虚气滞血瘀。

（3）近2个月双下肢水肿，稍饮水则腹胀，剑突下顶胀感明显，影响呼吸，甚则背部、肩部肌肉疼痛，说明正虚邪实，三焦"水道出焉"功能失常，阳明不降。

（4）大便1~2日1解，排解困难、量少，说明阳明降机不力。

（5）夜尿3~5次、口淡、喜温饮，属阳明失阖导致的元阳不足。

（6）综上所述，邪盛、阳明失降为主要病机，故予以下方药对治：①己椒苈黄丸针对胸腹腔内缝隙的三焦气化不利，水湿内停，阳明伏热。②葶苈大枣泻肺汤合苦杏仁，打开胸肺气水之道，增强"肺主气，通调水道"之功能。③双苓方立足太阳、太阴、阳明、厥阴、少阴，增强三焦气化之功。④肝脏多发混杂密度病灶，肝门区淋巴结肿大伴钙化，夜尿频、大便无力，依"乙癸同源""阴为阳之基"之理，故用盐菟丝子填补肾精、鼓舞肾气，楮实子、赤芍对治肝内伏热。⑤依据CT所见、大便情况，说明脉内血热鸱张，故桂枝、赤芍用量为1：12轻扶下陷之厥阴，重在对治脉内血热，利用开南方之力加强西方阳明降机，以期截断形成中焦阻隔之势；姜炭防治伏邪伤络之出血，又可复太阴之阳。

二诊：2017年9月1日。

服药后精神、体力转佳，头部昏沉感明显减轻；双下肢水肿消失；

腹胀明显减轻，现仅饱食后和疾走时稍有感觉；大便转日2解，质烂，顺畅，便后觉舒适；夜尿3~5次；纳可，口淡减轻；久蹲后双腿乏力；舌红，苔少；脉细紧。

方药：守方调整药量。

防己10g、花椒5g、葶苈子10g、酒大黄10g、苦杏仁10g、大枣10枚、楮实子90g、赤芍90g、姜炭30g、桂枝10g、泽泻20g、茯苓20g、猪苓20g、熟地黄60g、乌梅10g、盐菟丝子30g。

7剂。每4日1剂，每剂加水1800ml，一直用文火煮1.5小时，煮取360ml，分4日，每日3次服。

[按]

服药后双下肢浮肿消失，腹胀明显减轻，大便转通畅，提示表浅之大部分邪气转化归位，元气较前增强。此诊利用已增强的元气、中气，结合舌脉的变化，继续加强裹撷渗灌之力及邪气的枢转，故熟地黄、乌梅、桂枝、茯苓、泽泻、猪苓、楮实子、赤芍翻倍加量。

# 第二十一节　子宫内膜癌术后

郑某，女，64岁。

**十五诊：2017年5月18日。**

病史：患者于2017年2月出现发热，热退后出现左小腿凹陷性水肿，腹水，经治疗后水肿有减轻，但之后一直反复。患者有子宫内膜癌并子宫全切术后、高血压、糖尿病病史。

十四诊予逆气方合葶苈大枣泻肺汤、己椒苈黄丸加味治疗后，左下肢凹陷性水肿大致如前，晨起水肿减轻，活动后加重，时有皮肤蚁行感；左肩、后背酸胀感消失；自觉腹水减少，已预约5月25日全面复查；纳眠可；大便日1解，成形，顺畅；夜尿2~3次；口干，欲温饮；规律服用降糖药，近期空腹血糖波动于8~10mmol/L；舌淡，苔黄燥，有裂纹；脉滑实。

诊断：子宫内膜癌术后。

方药：生石膏30g、细辛3g、炙甘草15g、人参30g、熟附子15g、五味子5g、柴胡10g、桂枝10g、干姜5g、麻黄5g、赤芍45g、大枣5枚、吴茱萸5g、半夏10g、生姜15g。

7剂。每日1剂，每剂加水1500ml，一直用文火煮1.5小时，煮取100ml，分3次服。

**［逐症分析　由博返约］**

（1）患者使用逆气方合葶苈大枣泻肺汤、己椒苈黄丸加味治疗后，左下肢凹陷性水肿大致如前，自觉腹水减少但未复查，说明此水肿用降逆气、开热结的方法未恰中病机。

（2）晨起为厥阴风木升发之时，得此之势而水肿减轻，说明厥阴升发之力不及；结合活动后加重，说明根气不足；时有皮肤蚁行感，说明局部里气虚兼风寒伏邪。用麻黄、桂枝、熟附子、细辛、人参、干姜、炙甘草。

（3）左肩、后背酸胀感消失说明里气增强。

（4）夜尿2~3次、舌淡说明元阳不足。

（5）口干、欲温饮，舌淡，苔黄燥、有裂纹，脉滑实，说明阳明伏热及三阴虚寒同时存在，故选用生石膏、人参、炙甘草、熟附子、干姜、吴茱萸。

（6）腹水说明厥少二阴寒，三焦气化不利；依据"血不利则为水"之理，水饮停留亦存在脉外卫气不用、气不行水，脉内血分郁热之病机线路，故四逆汤、吴茱萸温益厥少二阴，桂枝10g、赤芍45g配伍；柴胡、桂枝、干姜乃柴胡桂枝干姜汤化裁之意，旨在通过少阳枢机对治太阳开折、阳明失阖、太阴虚寒，恢复"三焦水道出焉"及"为元气之别使"之功。

**十六诊：2017年6月12日。**

2017年5月25日于外院行全面复查，情况稳定。CT示：左肾上腺体部结节灶，考虑腺瘤；所见结肠肝曲肠壁轻度增厚、水肿。腹水消失，空腹血糖波动于7~8mmol/L。左下肢凹陷性水肿消失；纳眠可；二便调；舌淡红，苔中根白腻厚，中有裂纹；脉沉伏滑。

方药：生石膏30g、茯苓30g、泽泻30g、牛膝30g、熟附子10g、炙甘草30g、人参30g、淮山药60g、葶苈子10g、大枣7枚、防己15g、花椒10g、乌梅10g、赤芍50g、干姜10g、升麻30g、柴胡10g、吴茱萸3g、桂枝10g。

7剂。每日1剂，每剂加水1500ml，一直用文火煮1.5小时，煮取200ml，分2次服。

[按]

（1）上诊思路的转变缘于对一日之"日出"厥阴阖开太阳的参悟，一对应了子午流注之肺经，二对应了少阳升发之气；肺俱土金二德，外合一身皮毛，主表，又对应秋之阳明。患者就诊数月来晨起水肿未减轻，经追问病史，诉年轻时经常患感冒，每次均需用消炎药方能控制，当时脑中再一次闪出师父李可老中医之言"邪之出路乃邪之入路"，故上诊立足于肺对应的太阳、太阴、阳明、少阳四个界面诊治。

（2）此诊所见CT检查结果乃十四、十五两诊服药后的共同疗效，复查结果提示腹水消失，结合左下肢凹陷性水肿消失说明肺之主治节、通调水道、朝百脉之功能部分恢复。深刻体会到此患者伏于肺的邪热，对应的界面为太阳、阳明，对治的药为生石膏。故此诊将十四诊逆气方的大黄改为生石膏。

（3）依据CT检查示结肠肝曲肠壁轻度增厚、水肿，说明土中深层（理解为肠道自身腠理及肠腔缝隙）有水湿火邪绞结停留，故用《金匮要略》中己椒苈黄丸对治，其中椒目性寒，针对肠中水气热结，但市面上难寻，故用花椒代替，临床使用亦有效果，同时利用柴胡、桂枝、干姜三药之力纵深挺进，从多维恢复患者自身圆运动的运行。

（4）葶苈大枣泻肺汤针对肺（阳明）深伏的水饮之邪。

（5）左肾上腺体部结节灶，考虑腺瘤；所见结肠肝曲肠壁轻度增厚、水肿亦说明由于厥阴下陷血脉中深伏邪热炽盛，故以乌梅10g、吴茱萸3g、桂枝10g、赤芍50g对治；因上述部位亦对应一脏五腑之至阴下陷之气及郁伏之火借助升麻30g对治。

**十七诊：2017年7月11日。**

服药后左踝关节轻微水肿消失；左下肢肌肉由紧束转松软；纳眠可；近期口渴，欲热水，可解渴；汗出稍多；大便1~2日1解，质可，成形；小便调；舌郁红，苔薄黄，质疏松，中有裂纹；脉滑实。

方药：生石膏60g、茯苓15g、泽泻15g、牛膝15g、熟附子15g、炙甘草30g、人参30g、淮山药60g、葶苈子10g、大枣7枚、防己15g、花椒10g、乌梅10g、赤芍50g、干姜10g、升麻30g、柴胡10g、吴茱萸9g、桂枝10g。

7剂。每3日1剂，每剂加水1500ml，一直用文火煮1.5小时，煮取300ml，分3日，每日2次服。

［按］

（1）水肿消失，肌肉由紧束转松软，说明三阴里气较前增强。

（2）近期口干，欲饮热水，可解渴，说明太阴己土之气不足；汗出稍多，舌郁红，苔薄黄，质疏松，中有裂纹，脉滑实说明还存在更深层次阳明伏热，所以在上方的基础上加大生石膏用量；因寒湿之象减少，将茯苓、泽泻、牛膝撤量；同时熟附子、吴茱萸加量，增强温益厥少二阴的同时可截断因厥少二阴寒而发生的阳明热化之源头。

# 第二十二节 自发性气胸

谭某，男，13岁。

**初诊：** 2016年8月29日。

主诉：胸部切口处疼痛1个月余伴发热。

病史：患儿于2016年7月19日在外院行手术取出漏斗胸纠正术内置钢板，术后CT复查发现：右侧气胸、右侧少量胸腔积液，遂予留置胸腔引流管。2016年8月26日引流管脱出，在外院重置引流管后出现发热，最高体温38℃，发热可自退但反复，遂住院治疗。

2005年诊断为自闭症。

刻诊：患儿身弓如虾，极度疲劳、疼痛，就诊时喃喃自语"我要死了"；胸部手术伤口少量渗液；纳眠差；大便日1解，成形，顺畅；小便调；舌红，苔白略腻，剥脱；脉沉细。

诊断：气胸。

方药：黄芪10g、人参10g、柴胡3g、升麻3g、桔梗3g、白术15g、乌梅3g。

7剂。每日1剂，每剂加水700ml，一直用文火煮1小时以上，煮取50ml，分2次服。

[逐症分析 由博返约]

（1）漏斗胸纠正术后，气胸考虑大气、宗气、中气三者俱不足；自闭症病史考虑三阴本气不足。

（2）患儿身弓如虾，极度疲劳、疼痛，语言喃喃属虚多邪少，大气下陷。故予小剂量黄芪之少火生气之力升举下陷之大气，人参益中土气液，同时小剂量升麻、柴胡、桔梗配合黄芪为升陷汤去知母，升提中气、升散郁火，恢复"大气举之"之力。

（3）引流管重置后出现发热、舌红、纳眠差、二便调、多言、烦躁、疼痛，结合病机线路（1）+（2）属土气虚，土不伏火，相火离位，此即人参、乌梅组药之理。

（4）现伤口少量渗液、苔白略腻、脉沉细属中气不足，气阴两虚夹湿，人参、白术、黄芪实肉气，托腐气。

二诊：2016年9月5日。

服药后热退，今日已拔除引流管；现伤口已无渗液；精神明显转佳，疼痛消失；纳好转；眠转佳；二便调；舌郁红，苔薄白；脉沉细。

方药：人参10g、黄芪10g、柴胡3g、升麻3g、桔梗3g、白术15g、乌梅3g、生牡蛎10g、桂枝3g。

5剂。每日1剂，每剂加水700ml，一直用文火煮1小时以上，煮取50ml，分2次服。

［按］

服药后诸症改善，疼痛消失，纳眠均转佳，说明中气斡旋、大气举之、宗气"贯心脉行呼吸"之功能加强，此诊在上方基础上加入桂枝3g、生牡蛎10g加强厥阴风木和缓有序的升发之力，同时生牡蛎镇潜之性有收敛元气、固摄肾精之功。

# 第二十三节　幼年特发性关节炎

刘某，男，11岁。

**初诊：** 2016年1月4日。

**主诉：** 持续心前区疼痛1个月余。

**病史：** 患儿2015年11月11日因"全身关节痛9天，发热7天，心前区疼痛4天"于外院住院诊治。诊断为：①幼年特发性关节炎（全身型）；②支气管肺炎。11月18日心脏彩超提示：少–中量心包积液，内含较多纤维素样物。11月22日曾出现一过性全身红色皮疹。住院期间反复发热，最高体温40℃，无汗、疲劳、嗜睡，改用激素治疗后热退；全身关节疼痛控制。12月18日出院至今口服甲基泼尼松龙片20mg（每日1次）、吲哚美辛片15mg（每日3次），共行生物制剂雅美罗治疗2次。12月28日血常规检查示：WBC $12.3 \times 10^9$/L；血沉 2mm/L。12月28日心脏彩超提示心包脏壁层稍增厚；腹部B超提示：肝轻度增大，左肾增大。

6岁前易感冒，每月2次，首症为发热、咳嗽；6岁后不易感冒；易口腔溃疡，易鼻衄。

**刻诊：** 心前区疼痛，疲劳时明显；怕冷，怕热；运动时易汗出，病后出现午睡时头汗出多；激素治疗后出现食不知饱；眠可；大便3~4日1解，质干，便前腹痛，便后痛消，成形；手心热；眼周皮肤发暗；舌淡红，苔中根白腻；脉沉细。

**诊断：** ①胸痛；②幼年特发性关节炎。

**方药：** 三焦气方加减。

酒大黄10g、生山茱萸30g、熟地黄90g、茯苓30g、泽泻30g、熟附子

15g、白术120g、黄芪120g、柴胡10g、升麻10g、桂枝30g、乌梅30g、赤芍30g、白芍30g、麻黄1g、细辛1g、人参30g。

7剂。每2日1剂，每剂加水1500ml，一直用文火煮2小时以上，煮取300ml，分2日，每日2次服。

**[逐症分析　由博返约]**

（1）患儿现年11岁，确诊幼年特发性关节炎1个月余，结合相关辅助检查示支气管肺炎、心包脏壁层稍增厚、肝轻度增大、左肾增大，6岁前每月2次感冒，高热时无汗，全身关节痛，说明患儿个体禀赋规律为先天元气不足，依据"凡病皆为本气自病"及"同气相求"之理，既易内生六邪又易感受外邪（麻黄汤、桂枝汤、麻黄附子细辛汤、真武汤、桂枝倍芍药使用指征）。根据生命规律、疾病规律，此类疾病以扶益元气、托透伏邪为治病大法：一为太阳少阴合病之麻黄附子细辛汤证，温益元阳，抽通腠理；二为厥阴、中气、营卫、血脉之病机线路对应的桂二芍；三为去猪苓的五苓散证增强三焦膀胱气化之功；四为真武汤变通之癸巳寒水方益元阳、健中气、开水热气结。依据《灵枢·本脏》"三焦、膀胱者，腠理毫毛其应也"。桂枝、茯苓、泽泻、白术组药及癸巳寒水方均有开表托透伏邪之功。

（2）怕冷、怕热提示患儿里气不足。

（3）运动时易汗出，易口腔溃疡，既往易鼻衄；手心热、皮疹，大便3~4日1解，质干及此病反复发热的特点，依据天地及疾病的规律，存在以下三条病机线路：①土气不足，土不伏火；②水不涵木；③土不载木。结合患儿服用激素出现的食不知饱说明目前体内元气不足以真水匮乏为主要矛盾。

水浅不养龙，相火离位，故重用熟黄地90g、乌梅30g，此组对药可达厚土伏火、增强元气之功。

依据明代张景岳《景岳全书》中"善补阳者，必于阴中求阳，则阳得阴助而生化无穷；善补阴者，必于阳中求阴，则阴得阳升而泉源不竭"，故15g熟附子与熟地黄配伍。

依据太师父李可老中医"阳明之燥热永不敌太阴之寒湿"及患儿个体禀赋规律，故黄芪、白术用量由原方的45g均调整为120g，定后天中轴，健运中气，合乌梅厚土伏火；白术120g太阴阳明同治。

（4）桂枝、白芍、赤芍、酒大黄，对应《伤寒论》第279条中桂枝加芍药汤，桂枝加大黄汤之意，上四药可达助厥阴太阴的升提、开南方郁热、阖西方阳明之功。

（5）心前区疼痛，疲劳时明显，说明元气不足，厥阴、中气同时下陷，芪术、参萸、升柴（黄芪、白术，人参、生山茱萸，升麻、柴胡）三组对药使用指征。

（6）病后出现午睡时头汗出多，说明患儿土气不足，土不伏火，土不载木，厥阴风木疏泄太过，此为熟地黄、人参、生山茱萸用药指征。

（7）心包积液、心包脏壁层稍增厚、肝轻度增大、左肾增大，结合眼周皮肤发暗，苔中根白腻，说明元阳不足、寒湿阴霾、水热气结及伏邪内停，此乃桂二芍、苓泽术附、苓芍术附、麻附细（桂枝、赤芍、白芍，茯苓、泽泻、白术、熟附子，茯苓、白芍、白术、熟附子，麻黄、附子、细辛）应用之理。

**二诊：2016年1月26日。**

服药两天后心前区疼痛消失；1月23日甲基泼尼龙片由20mg（每日1次）减为12mg（每日1次），同时停服吲哚美辛片，至今关节痛未作、未发热；1月24日广州气温属历史最低（0~6℃），身体无不适；1月22日血常规：WBC 12.5×10⁹/L；RBC 4.75×10⁹/L；彩超提示：心脏未见明显异常，腹部B超提示：肝肾未见异常；大便时有3~4日1解，先羊矢状后软，排解困难，时有便前腹痛、腹胀，药后大便日1解，羊矢状，顺畅；怕冷、出汗、食不知饱如前；眠可；舌郁红，苔中根薄白；脉沉。

方药：守方加味、调整药量。

酒大黄10g、生山茱萸30g、熟地黄120g、茯苓30g、泽泻30g、熟附子15g、白术120g、黄芪250g、柴胡10g、升麻10g、桂枝45g、乌梅60g、赤芍45g、白芍45g、麻黄3g、细辛3g、人参30g、五味子10g。

7剂。每4日1剂，每剂加水2000ml，一直用文火煮2.5小时以上，煮取400ml，分4日，每日2次服。

[按]

患儿病情明显好转，激素减量，心前区疼痛消失，寒冷气候条件下未诱发发热、关节疼痛，复查提示受损脏器已复常，说明患儿元气较前增强，此诊利用已增强的元气，在上诊基础上加强扶益元气、厚土伏火、托透伏邪之力，故熟地黄、乌梅、黄芪、桂二芍（桂枝、白芍、赤芍）、麻辛（麻黄、细辛）增量，同时合用五味子进一步增强壮水镇阳之功。

因患儿上学就诊不便，在治疗期间若出现发热，可服用小柴胡合甘露消毒丹加石膏、乌梅对治，具体方药如下：

柴胡15g、黄芩15g、乌梅30g、广藿香5g、豆蔻5g、连翘15g、浙贝母30g、射干30g、人参15g、甘草30g、石膏60g、僵蚕10g、冰糖30g。

1剂。每日1剂，每剂加水1000ml，一直用文火煮1小时以上，煮取200ml，分5次频服，热退止后服。

之后因病情稳定，三焦气方改为1周服用1剂缓调，于2016年7月停服所有用药。2017年8月25日前来咨询，其母诉1年来患儿体质明显增强，偶尔因受凉出现发热，最高体温为40.8℃，但无关节疼痛、心前区疼痛，发热时其母自行予上方服用1剂均可退热。

通过此病例验证了吕英教授提出之中医临证思维之四律——天地规律、生命规律、疾病规律、个体禀赋特殊规律的重要性，深刻体会到太师父李可老中医提出"凡病皆为本气自病""邪之入路即是邪之出路"及《黄帝内经》"善治者治皮毛"对临床的指导意义。

# 第二十四节　急性泌尿系统感染

刘某，男，44岁。

**初诊：**2017年2月24日。

主诉：尿频、尿急、尿痛伴发热、畏寒1天。

病史：患者长期烦劳，近1个月来因减肥采用节食及剧烈运动后出现尿频、尿急、尿痛伴发热、畏寒1天。院外予柴胡桂枝葛根汤加味1剂当茶饮：柴胡63g、黄芩23g、法半夏30g、大枣6枚、炙甘草23g、人参23g、桂枝23g、赤芍23g、葛根60g、生姜23g、石膏90g、乌梅30、灯芯草1扎、防己10g。服药后，畏寒稍减，余症同前，于是就诊于南方医院泌尿外科，尿常规检查示：白细胞（+++++），红细胞（+++）；肝功能检查示：血白蛋白低；血常规检查示：WBC $19.0 \times 10^9$/L。遂入院治疗，静脉滴注抗生素及对症处理，当日下午体温持续39℃，因下腹部不适，大便不畅，予开塞露辅助通便后排解少量干硬大便，便后腹部不适感未减，纳差，舌暗红，苔黄白浊腻。

诊断：急性泌尿系统感染。

方药：大黄10g、滑石30g、甘草30g、荷叶10g、苍术10g、升麻10g、茯苓皮15g、大腹皮15g、鸡蛋花15g。

1剂。加水1000ml，大火煮开转小火煮30分钟，当茶饮。

[**逐症分析　由博返约**]

（1）纳差，长期过度疲劳、节食、剧烈运动减肥后出现上症属中气不足，土中精、津、液俱损，依据先后天两本互为其根，先天肾气全靠后天中气之滋养灌溉，必伤及元气。

（2）尿频、尿急、尿痛伴发热、畏寒、周身肌肉酸痛，结合过食辛辣之物，大便不畅，干结，腹部不适，结合舌象，依据"中气不足，溲便为之变"之理，此患者因中气不足导致三焦膀胱气化失常，因中焦湿热秽毒内停，阳明失阖，故出现上症。

（3）服小柴胡汤加味后，畏寒稍减，余症未减，说明病机非此方对应三阳界面之邪热。

（4）尿常规、肝功能和血常规检查结果均提示中气不足，邪热内生。

（5）用消炎药后体温持续39℃，用开塞露后排解少量干硬大便，便后腹部不适感未减，服用小柴胡加味无效，说明存在阳明腑实热，故选用大黄、大腹皮、鸡蛋花清热解毒，理气通腑。周身肌肉酸痛、头痛、畏寒说明除了阳明邪热外，尚有太阴太阳开折，湿热秽毒火邪充斥肌肉皮毛中，故合用清震汤对治。

**二诊：2017年2月25日。**

经抗生素及中药治疗后，次日热退，尿频、尿急消失，尿痛减轻5成，尿常规恢复正常，药后矢气频、热、味臭，大便较前1天量多，转成形，精神可，纳转佳，但头痛加重，口服百服宁片后头痛只能暂时缓解，舌淡，少苔。

处方：熟地升麻知母汤加减。

酒大黄10g、升麻30g、泽泻15g、云苓15g、吴茱萸3g、熟附子10g、白术60g、乌梅15g、生甘草30g、炙甘草30g、桂枝10g、赤芍90g、知母10g、熟地黄30g、芥子10g、姜炭10g、麻黄3g、滑石15g。

1剂。加水1000ml，大火煮开转小火煮30分钟，当茶饮。

[按]

经输液并服中药后，次日热退，精神可，尿频、尿急消失，尿痛减轻5成，尿常规恢复正常，说明气道、水道、血道、脉道较前通畅，中气、元气较前增强；药后矢气频、热、味臭，大便较前1天量多，说明阳明腑实热得以清解；头痛加重，口服百服宁片后头痛暂缓说明厥阴、阳明失阖，结合初诊病机线路（1），整体气、血、精、津、液不足，局部实证；因尚有尿痛，舌淡，少苔，故熟地升麻知母汤加用滑石对治。

三诊：2017年2月26日。

小便复常，口唇干裂脱皮甚，头痛剧烈到难以忍受，神经内科会诊考虑为神经性头痛；大便质烂，日2~3解，自觉便后疲劳，舌极淡，体胖，苔薄白；左脉细弱，右脉略大不敛。处方如下：

（1）西洋参5g，猪瘦肉50g，生姜1片，隔水炖1小时以上，1次服。

（2）黄芪120g、白术90g、黑顺片30g、干姜15g、炙甘草90g、生山茱萸15g、人参30g、姜炭30g、生龙骨30g、生牡蛎30g、活磁石30g、乌梅30g。

1剂。每日1剂，加水1500ml，煮2小时以上，煮取200ml，分2次服。

［按］

主症消失，但头痛难忍，口唇干裂，大便质烂，日2~3解，便后疲乏，舌极淡，体胖，苔薄白，左脉细弱，右脉略大不敛。说明先后天两本不足的本象显现，土不伏火，水寒龙火飞导致相火离位，故头痛剧烈难忍；口唇干裂乃气津耗损之象；大便及便后疲劳说明根气、中气、萌芽俱不足，故用黄芪、白术合破格救心汤加乌梅对治；气津耗损结合饮食调治。其中黄芪120g、白术90g，健运中气，破格救心汤中姜附草（干姜、黑顺片、甘草）1：2：6（15g：30g：90g）旨在加强火生土、土伏火之力，因土中阴分不足，故干姜减量，合用姜炭；加乌梅30g敛降离位相火。

2017年2月27日微信告知：26日下午先喝洋参炖瘦肉后，觉嘴唇干裂明显好转，变润，后服中药后头痛强度变弱（程度减轻），频率减少，可以忍受，夜间7点多又排解大量稀烂便后一晚安睡，今晨疼痛全消，神清气爽，体温正常。

# 第二十五节　急性肾功能衰竭

李某，男，31岁。

**初诊：** 2016年2月16日晚上10点。

**主诉：** 呕吐、腹胀、发热2天，浮肿1天。

**病史：** 患者2016年2月14日上午在悉尼海滩禁游区域游泳，因遇到离岸流，越游离岸边越远，呼救后被救上岸，上岸后极度疲劳，伴剧烈呕吐，症状缓解后回家；返家后仍有呕吐，伴腹胀、纳差，低热，2日未解大便，于2月15日下午就诊于家庭医生，予必理通治疗，并配合服用中成药保和丸；2月16日，患者出现周身浮肿，经当地医院检查发现肌酐升高至775μmol/L，确诊为"急性肾功能衰竭"。遂通知前往上级医院就诊。受朋友之邀于当日22:00去到医院面诊患者。面色暗中泛青，极度疲乏，周身浮肿，胸片示极少量肋膈角积液；舌暗，体胖，苔白腻浊；脉沉。

详问以下情况：

（1）是否有发热？答曰：有发热，但温度不高，入院后测体温37.8℃，血压145/95mmHg。

（2）发热时是否有汗出？答曰：有汗出。

（3）汗出能退热吗？答曰：汗出体温能降低，但热退不尽。

（4）两天来自觉症状减轻还是加重？答曰：稍减轻。

（5）小便情况？答曰：小便量少。

问诊期间发现患者不停饮凉水，但饮后不解渴。

因当地医院病因未查明，遂拟食疗方如下。

```
                         SERUM CHEMISTRY
Specimen Type: Serum
Haemolysis                    Nil
Icterus                       Nil
Lipaemia                      Nil

Sodium                        141    mmol/L        (135-145)
Potassium                     4.6    mmol/L        (3.6-5.4)
Chloride                      104    mmol/L        (95-110)
Bicarbonate                   20     mmol/L        (22-32)
Anion Gap                     22     mmol/L        (10-20)
Urea                          29.0   mmol/L        (2.5-7.5)
Creatinine                    775    umol/L        (60-110)
eGFR                          7                    mL/min/1.73m^2
Urate                         0.92   mmol/L        (0.20-0.42)
Bilirubin                     8      umol/L        (< 20)
AST                           15     U/L           (< 40)
ALT                           18     U/L           (< 40)
GGT                           16     U/L           (< 40)
Alkaline Phosphatase          42     U/L           (50-110)
Protein                       69     g/L           (60-82)
Albumin                       42     g/L           (38-50)
Globulin                      27     g/L           (20-38)
Calcium                       2.31   mmol/L        (2.10-2.60)
Corrected Calcium             2.33   mmol/L        (2.10-2.60)
Phosphate                     1.95   mmol/L        (0.75-1.50)

eGFR <30 mL/min/1.73m2  usually indicates a need for referral for
assessment and management of chronic kidney failure.

RENAL FUNCTION: Elevated serum urea, creatinine and uric acid are
consistent with renal dysfunction.

Requested Tests : TFT, GLU, MBA, LIP, FBE
```

患者治疗前检查报告

诊断：急性肾功能衰竭。

方药：五虎汤加味。

生姜10g、大枣12枚、带壳核桃6枚（打）、黑小豆30g、葱白1根（切4茎，后下）、西洋参5g。

3剂。每日1剂，水煎服。

**［逐症分析　由博返约］**

（1）患者游泳后诱发急性肾功能衰竭。极度疲劳、腹胀、纳差，低热，2天后周身浮肿，口渴，饮凉水，饮后不解渴，考虑患者的机体应急导致元气骤损，风寒水湿邪气由太阳直中少阴，由于萌芽骤陷，发生厥少二阴热化变证至阳明界面，气津耗损。依据《灵枢·本输》"少阳属肾，肾上连肺，故将两脏"和《灵枢·本脏》"三焦膀胱者，腠理毫毛其应"之理，治疗重在顾护元气的前提下托透伏邪，故予五虎汤；口渴，频饮凉水，疲劳，故合用西洋参益气生津清热。

（2）血压偏高说明厥阴风木夹寒湿水气上冲，壅于南方，采用提壶揭盖法，葱白使用指征。

（3）腹胀、纳差、周身浮肿、低热、汗出热退不尽，其源头均为外邪直中少阴，依据师父李可老中医提出"邪之入路即邪之出路"之理，治疗采用托透大法，依目前条件予五虎汤。

**二诊：2016年2月19日。**

患者服药100ml后，觉体内有热流通过感，同时全身微汗出，精神转佳，遵医嘱继续服药后食欲增加，大便通畅，尿量逐日增加，水肿逐渐消退，血压恢复正常，复查肌酐逐日下降，3日后肌酐降至119μmol/L，予出院。出院时腋下、肘窝、腘窝可见红色丘疹，瘙痒。住院期间仅静脉滴注生理盐水，未使用其他药物。

方药：至柔方。

生姜10g、大枣12枚、带壳核桃6枚（打）、黑小豆30g、葱白1根（切4茎，后下）、西洋参5g、乌梅3g、紫苏叶1g、酒大黄1g、菟丝子15g、桂枝3g、赤芍10g、茯苓10g、白芍10g、怀牛膝10g、泽泻5g。

3剂。每日1剂，水煎服。

[按]

（1）患者服药100ml后，觉体内有热流通过感，全身微汗出，精神转佳，此乃《黄帝内经》"善治者治皮毛"在临床的灵活应用。出院时腋下、肘窝、腘窝可见红色丘疹，瘙痒，肝功异常升高提示患者元气逐步恢复，厥阴界面内伏风寒湿热邪转化、外出。

（2）患者检测指标未恢复属邪毒未尽，依据"阖厥阴开太阳、阖阳明坎水足"天地规律和生命规律，加菟丝子鼓舞肾气，托透伏邪，乌梅、紫苏叶、桂枝、赤芍阖厥阴开太阳，酒大黄清解阳明热毒，茯苓、泽泻、怀牛膝疏导寒湿阴霾逆气，茯苓、白芍打开局部水热气结，茯苓、泽泻、白术、桂枝乃"五苓散"化裁，旨在增强三焦、膀胱气化之功，同时俱托透伏邪开表之力。全方药性平和、轻剂制胜，达《道德经》第43章所述"天下之至柔，驰骋天下之至坚"之效。

**Integrated Chemistry**

| Collected Time | 17-Feb-16 Rec 17:02 | 18-Feb-16 11:00 | 19-Feb-16 10:30 | 22-Feb-16 09:40 | Units | Ref Interval |
|---|---|---|---|---|---|---|
| PaLMS Lab No | 150976344 | 150276655 | 137233845 | 150319668 | | |
| Specimen | Blood | Blood | Blood | Blood | | |
| Fasting | ? | no | no | no | | |
| **General Chemistry** | | | | | | |
| Sodium | 140 | 142 | 141 | 140 | mmol/L | (135 - 145) |
| Potassium | 4.9 | 5.0 | 4.8 | 4.5 | mmol/L | (3.5 - 5.2) |
| Chloride | 106 | 107 | 106 | 104 | mmol/L | (95 - 110) |
| Bicarbonate | 23 | 24 | 25 | 26 | mmol/L | (22 - 32) |
| Anion Gap | 16 | 16 | 14 | 15 | mmol/L | (7 - 17) |
| Urea | 16.4 H | 13.7 H | 10.7 H | 6.0 | mmol/L | (3.1 - 8.1) |
| Creatinine (umol/L) | 338 H | 239 H | 181 H | 119 H | umol/L | (60 - 110) |
| Est. GFR (CKD-EPI) | 20 L | 30 L | 42 L | 70 | mL/min/1.73m² | (> 80) |
| Total Protein | 72 | 73 | 74 | 79 | g/L | (60 - 80) |
| Albumin | 42 | 43 | 44 | 48 | g/L | (35 - 52) |
| Total Bilirubin | 6 | 9 | 9 | 8 | umol/L | (3 - 20) |
| ALP | 42 | 44 | 42 | 47 | U/L | (30 - 110) |
| AST | 36 | 77 H | 79 H | 31 | U/L | (12 - 36) |
| ALT | 41 | 98 H | 132 H | 100 H | U/L | (< 55) |
| GGT | 17 | 19 | 18 | 20 | U/L | (12 - 64) |
| Calcium | 2.39 | 2.42 | 2.43 | 2.51 | mmol/L | (2.10 - 2.60) |
| Ca (corrected) | NR40 | NR40 | NR40 | 2.35 | mmol/L | (2.10 - 2.60) |
| Phosphate | 1.58 L | 1.45 | 1.43 | 0.99 | mmol/L | (0.75 - 1.50) |
| Magnesium | 0.80 | 0.72 | 0.68 L | 0.83 | mmol/L | (0.70 - 1.10) |
| C-Reactive Protein | 20 H | 13 H | 8 H | | mg/L | (< 5) |

**General Biochemistry Comment**

| 150976344 17-Feb-16 | NR40 = No result: Corrected Calcium is only reported if the Albumin lies outside the range 40-45 g/L. |
|---|---|
| 150276655 18-Feb-16 | NR40 = No result: Corrected Calcium is only reported if the Albumin lies outside the range 40-45 g/L. |
| 137233845 19-Feb-16 | NR40 = No result: Corrected Calcium is only reported if the Albumin lies outside the range 40-45 g/L. |

**Estimated GFR Comment**

EGFR02 is eGFR using the CKD-EPI equation (Australasian Creatinine Consensus Working Group. Med J Aust 2012; 197 (4): 222-223).
Do not use the raw eGFR for dose calculations of renally excreted drugs.
If using eGFR for drug dosing, correction must be made for body surface area.

METABOLISM

患者治疗中检查报告

**三诊：2016年3月21日。**

患者由澳大利亚回国，来医院就诊。自诉近1个月内时有头晕、头昏沉感，多饮水即可缓解；略口干，思温饮，解渴；余无明显不适；舌略红，苔黄白燥腻；脉沉偏弱。

3月11日曾于南方医院体检科体检，报告单见下。

| 肾功四项 | | 检查日期：2016-03-10 | | | 检查医生：纪婷婷 | |
|---|---|---|---|---|---|---|
| 项目名称 | | 检查结果 | 单位 | 提示 | | 参考值 |
| 总二氧化碳（TCO2） | | 28.9 | mmol/L | 正常 | | 21.0 - 31.0 |
| 尿素（BUN） | | 4.2 | mmol/L | 正常 | | 2.8 - 7.2 |
| 肌酐（Cr） | | 77 | μmol/L | 正常 | | 53 - 123 |
| 尿酸（UA） | | 365 | μmol/L | 正常 | | 208 - 428 |

| 肝功能二项 | 检查日期：2016-03-10 | | | 检查医生：纪婷婷 |
|---|---|---|---|---|
| 项目名称 | 检查结果 | 单位 | 提示 | 参考值 |
| 丙氨酸氨基转移酶（ALT） | 33 | U/L | 正常 | 9 - 50 |
| 天门冬氨酸氨基转移酶（AST） | 22 | U/L | 正常 | 15 - 40 |
| 转氨酶比值（AST/ALT） | 0.7 | | 偏低 | 1.0 - 1.5 |

患者治疗中体检报告

方药：淮山药15g、熟地黄15g、菟丝子15g、党参15g、乌梅3g、五味子3g、楮实子30g、桂枝5g、赤芍15g、黄连1g、木香3g（后下）、吴茱萸1g。

7剂。每日1剂，每剂加水900ml，一直用文火煮1小时以上，煮取150ml，1次服。

［按］

（1）服药后回国于2016年3月11日在南方医院检查肝功能、肾功能恢复正常，诸症消失。近1个月时有头晕、头昏沉感，多饮水即可缓解；略口干，思温饮，解渴提示目前主要矛盾为土中太阴、阳明燥湿不济，脾失升清、胃失降浊。依据患者应急反应表现为肝肾功能的损害，推断其个体禀赋规律为乙癸同源对应的阴精不足，依据《黄帝内经》"君火之下，阴精承之"之理，选用淮山药、熟地黄、菟丝子、党参、乌梅、五味子增强生生之源——二阴抱一阳的坎卦。

（2）依据"肝体阴而用阳"之理，在上组药增强元气的前提下用楮实子、桂枝、赤芍防治肝内血脉中的邪热。

（3）香连丸、左金丸针对患者目前土中燥湿不济、清浊相干之病机线路。

（4）故此诊立足中土，首选黑白安胎散（淮山药、熟地黄）补土生金，金生丽水，熟地黄补土之专精，党参顾护土中气阴，吴茱萸、黄连，为左金丸，木香、黄连乃香连丸之意以温煦萌芽、清解土中的湿热，又可达流动中焦气机之功。依据疾病规律，截断疾病潜伏、发展之势，通过以下三条线路打开在里、在内、在深厥阴血脉深伏之郁热，分消邪气，一为吴茱萸、乌梅温煦萌芽，截断阳邪源头之一"厥阴之寒"，凉降相火，共达"阖厥阴"之效；二为楮实子、菟丝子、五味子三子取"诸子皆降""乙癸同源""君火之下，阴精承之"之理；三为桂芍（1∶3）通过厥阴、中气、营卫、血脉此条线路截断王松如"肝胆为发温之源，肠胃为成温之薮"，托透伏邪。

（5）至柔方治疗肾性疾病的机理：肾性疾病（包括各类急慢性肾炎、急慢性肾功能衰竭等）由于三阴里气亏虚，生生之源匮乏，多为感受风寒湿邪后，直接从至表之太阳内陷到至里之少阴，并发生热化，进一步陷到在深、在里、在内的厥阴、阳明界面。故患者多表现为先有外感诱因，部分患者有下肢、眼睑或周身浮肿等风水的表现，甚者无明显诱因出现蛋白尿、血尿、肾功能损害，甚至肾功能衰竭等。至柔方针对肾性疾病的这一机理，予轻轻呵护元气为根本，开六合、立九州、托透伏邪。故大枣、人参（口干喜凉饮或饮水多者用西洋参）、菟丝子顾护脾肾之气，乌梅、紫苏叶、酒大黄、桂枝、赤芍，从在深、在里、在内之厥阴、阳明入手，通过阖厥阴、阳明，截断疾病的发展，同时将邪气往至表之太阳层层托透；苓、泽、牛疏导内陷之寒湿阴霾逆气，苓芍打开局部水热气结，苓、泽、术、桂乃五苓散之化裁，增强三焦、膀胱之气化之力，从另一条线路托透伏邪。若加入五虎汤则托透之力更强。全方以轻柔之法，达麻黄附子细辛汤、大黄附子细辛汤之开六合之意。

# 第二十六节　慢性胃炎

蔡某，男，74岁。

**初诊：** 2016年8月5日。

**主诉：** 胃脘不适5年余，加重4个月。

**病史：** 患者2011年无明显诱因出现胃脘不适，以进食后胃脘堵闷感为主。1年内体重减轻超过10kg。后经外院中西医调治后胃脘堵闷感稍减轻。2016年4月开始出现进食后腹胀伴嗳气，按揉腹部后可缓解。曾因胆结石行胆囊切除术，还有慢性胃炎、慢性鼻炎、慢性肠炎等病。食欲可，食量少，每餐半碗饭，喜甜食；怕冷，怕风；大便日2解，成形，顺畅；夜尿3次；眠一般，每晚1片安定可睡4小时；易疲乏；舌红，苔少；脉细略搏指。

**诊断：** 慢性胃炎。

**方药：** 泥丸方。

熟地黄30g、半夏10g、五味子5g。

14剂。每日1剂，每剂加水900ml，一直用文火煮2小时以上，煮取90ml，分3次服。

**［逐症分析　由博返约］**

（1）患者已年过七旬的年龄结合"慢性胃炎、慢性肠炎、胆结石行胆囊切除术、慢性鼻炎"病史，说明患者阴阳俱损，内有伏邪。

（2）胃脘不适5年余加重4个月，1年内体重减轻超过10kg，纳少、易疲乏、嗳气，说明主要矛盾为土中液的不足，胃失濡养，壮火食气，胃气上逆。

（3）每晚1片安定可睡4小时、舌红苔少，脉细略搏指，结合病机线路（1）+（2）说明阴分不足、热扰心神。

（4）立足"营在脉内，卫在脉外""卫气熏于肓膜散于胸腹"及"温分肉，充皮肤，肥腠理，司开合"之理，结合病机线路（1）+（2）+（3），脉内液涸致脉外卫气不用，故进食后胃脘堵闷感、腹胀、怕冷怕风。

综上所述，主要矛盾集中在土之液少，壮火食气，故予泥丸方。其中熟地黄补土之专精，合五味子酸甘化阴、甲己化土、壮水镇阳，半夏性温辛开、质胶黏，可达"辛以润之，致津液，通气也"之效，打开土中阳明燥结、降胃气，与熟地黄、五味子同用达"阳明阖、坎水足"之效。

**二诊**：2016年8月19日。

药后胃脘堵闷感减轻6成，喜揉喜按；纳眠转佳，每晚配合安眠药可睡5小时；进食后腹胀、嗳气、怕冷怕风、乏力同前；夜尿减为2次；大便日1~2解，质软，顺畅；舌淡红，苔薄白少；脉沉细。

方药：守方加味。

熟地黄30g、半夏10g、五味子5g、黑顺片5g、炙甘草10g。

7剂。每日1剂，每剂加水900ml，一直用文火煮2小时以上，煮取90ml，分3次服。

［按］

患者服上方后主症减轻，夜尿减为2次，说明阴阳俱得以增强；进食后腹胀、嗳气同前，怕冷怕风、乏力，属釜底、釜中火不足，故在前治疗基础上合用黑顺片、炙甘草加强"火生土、土伏火"之力，因土中液少生热，不用干姜。

**三诊**：2016年8月30日。

胃脘堵闷感减轻9成，食后腹胀、嗳气减轻6成，精神好转，现可进食少量水果；服药至第6日后出现胸痛，夜间为主，持续6日，自行将黑顺片、炙甘草去之后上症消失，自诉既往服用附子则出现胸痛；眠较前差，易醒，醒后难再睡；大便日1~2解，成形；舌郁暗红，苔薄白少；脉沉细。

方药：守方调整药量。

熟地黄30g、半夏10g、五味子5g、黑顺片1.5g、炙甘草15g。

7剂。每日1剂，每剂加水900ml，一直用文火煮2小时以上，煮取90ml，分2日，每日2次服。

［按］

患者服上方后"胃脘堵闷感减轻9成，进食后腹胀、嗳气明显减轻，精神好转，可进食少量水果"，说明生生之源增强，土之液及釜底、釜中火皆增强。因"服药至第6日后出现胸痛，夜间为主，持续6日，自行将黑顺片、炙甘草去之后上症消失，自诉既往服用附子则出现胸痛"，说明尽管有釜底、釜中火不足，但其土气过薄，化生之力弱，阴长不及，故三诊将黑顺片减量至1.5g，炙甘草增至15g。

患者断续调治至2016年10月底，药后胃堵闷感偶尔出现，未再出现胸痛，遂守方善后。体重2个月来增加1.5kg。

# 第二十七节　虚劳

刘某，女，34岁。

**初诊：** 2016年4月8日。

**主诉：** 易疲乏5年，未避未孕1年，怕风、怕冷半年余。

**病史：** 患者2011年突发血小板减少性紫癜，经激素冲击治疗后痊愈，之后出现体力差，易疲乏。1年来未避未孕，未行相关专科检查，末次月经为3月28日至4月2日，量偏少，色红，经前乳房胀痛，近半年经期每次均延后3天。月经：$\dfrac{14（5\sim7）}{（30\sim33）}$；无孕育史。半年前因家人生病劳累过度后出现怕风、怕冷、易疲乏，情绪低落，未予治疗。每日下午3点至4点出现额头烘热感；汗出正常；口干，喜温饮，可解渴；纳可；大便日1解，质烂，顺畅；小便调，憋尿则易打寒战；眠可，生活梦多，次日晨起疲乏；易上火，表现为口角炎；易感冒，首发症状为流清涕；舌暗淡嫩，苔微黄润板腻不实；脉不敛。

**诊断：** 虚劳。

**方药：** 云手方。

白芍20g、炙甘草20g、姜炭10g、黑顺片3g、柴胡3g。

10剂。每日1剂，每剂加水400ml，一直用文火煮1小时，煮取75ml，1次服。

**［逐症分析　由博返约］**

（1）5年前突发血小板减少性紫癜，结合劳累过度后出现怕风、怕冷、易疲乏，情绪低落，依据《灵枢·经脉》"人始生，先成精，精成而脑髓生"之理，推断此患者个体禀赋精髓不足，厥阴、中气易下陷生寒，萌芽生（升）发不力，用黑顺片、炙甘草；次日晨起疲乏、易上火，依据主气规律厥阴风木为初之气，说明患者既有厥阴、中气下陷，又有晨起少阳生气的不足，故用3g柴胡发挥少阳枢转之力，升提下陷之气的同时升散郁火。

（2）每日下午3点至4点出现额头烘热感，属阳明不降，结合病机线路（1）对应甲胆逆上，用白芍、炙甘草。

（3）口干，喜温饮，可解渴，大便日1解，质烂，顺畅，属太阴虚寒，用姜炭。

（4）憋尿则易打寒战属元气不足，用黑顺片、炙甘草。

（5）眠可，生活梦多，次日晨起疲乏，属阳入阴浅，少阳生气不足，用柴胡、黑顺片。

（6）平素易上火，表现为口角炎，属局部阴阳气顺接不利，阳明失降，用白芍、炙甘草、柴胡。

（7）平素易感冒，首发症状为流清涕，属少阴虚寒，用黑顺片、炙甘草。

（8）舌暗淡嫩属气阳两虚，苔微黄属有热，润属阳气不足，板腻不实属阳明，结合病机线路（2），对应甲胆失降。

**二诊：2016年4月19日。**

药后精神较前转佳；情绪易低落较前好转；怕风、怕冷较前减轻；口干减轻；憋尿则打寒战消失；每日下午3点至4点额头烘热汗出消失；大便日1~2解，质烂，黏，便不尽感；易上火、晨起疲乏如前；小便调；纳可；舌淡暗，苔黄润腻；脉细沉。

方药：守方加味。

白芍20g、炙甘草20g、姜炭10g、黑顺片3g、柴胡3g、菟丝子15g、乌梅5g。

15剂。每日1剂，每剂加水400ml，一直用文火煮1小时，煮取75ml，1次服。

［按］

药后主症好转，大便转为日1~2解，质烂，黏，便不尽感，易上火、晨起疲乏如前，结合舌脉的改变，说明患者存在肾精不足、相火离位，故加菟丝子、乌梅。

**三诊：2016年6月17日。**

药后主症进一步减轻。刻诊：口角糜烂疼痛；纳眠可，晨起疲劳明显好转；大便2日1解，成形，偏细，质黏，顺畅，排不尽感；小便调；轻微咽干、咽痛，言语多时加重；劳累时觉气浮、亢奋感；末次月经为5月30日至6月6日，量较前明显增多，色鲜红；白带正常；舌暗红，苔薄白；脉细。

方药：守方加味。

白芍20g、炙甘草20g、姜炭10g、黑顺片3g、柴胡3g、菟丝子15g、乌梅5g、生甘草20g、煅牡蛎15g。

30剂。每日1剂，每剂加水400ml，一直用文火煮1小时，煮取75ml，1次服。

［按］

口角糜烂疼痛，结合轻微咽干、咽痛，言语多时加重，属土气虚，土中伏热；劳累时觉气浮、亢奋感，厥阴直升，对应风火相煽之象。故在二诊基础上加生甘草益土气、解热毒，煅牡蛎收敛元气。

**四诊：2016年8月15日。**

药后精神、体力、情绪恢复正常；诉近期自行艾灸10余次，晨起饮姜茶出现头上冒火感，额头、面颊、颈部发热；口干，思凉饮；易饥；眠可；大便日1解，质软，顺畅；末次月经为8月3日至8月7日，量偏少；舌淡红，苔薄白；脉细滑。

方药：李可重订竹叶石膏汤加味。

淡竹叶5g、石膏5g、半夏150g、人参30g、炙甘草30g、麦冬15g、淮山药30g、盐巴戟天15g、炮附片10g、紫油桂10g（后下5分钟）、熟地黄30g、乌梅10g、制五味子10g。

5剂。每日1剂，每剂加水1500ml，一直用文火煮2小时以上，煮取150ml，分3次。

［按］

通过药物的调治患者自身协调能力恢复，近期自行艾灸10余次，晨起饮姜茶出现头上冒火感，额头、面颊、颈部发热；口干，思凉饮；易饥；诸症属阳明邪火耗伤元气。故予金水相生方对治，详见方解。

五诊：2016年9月18日。

5剂药后头上冒火感消失，额头、面颊、颈部发热感减轻5成；口干减轻8成；情绪低落再次出现；易饥消失；眠可；大便日1~2解，质稍干，稍难解；小便调；因1年多未避未孕预约于9月12日行输卵管造影，当时因紧张、恐惧体温上升至37.7℃，取消上述检查后体温逐渐恢复正常；末次月经为9月2日至9月7日，量增多；舌淡暗瘀，苔薄白；脉沉。

方药：云手方加味。

白芍20g、炙甘草20g、姜炭10g、黑顺片3g、柴胡3g、煅牡蛎10g、桂枝3g。

30剂。每日1剂，每剂加水400ml，一直用文火煮1小时，煮取75ml，1次服。

［按］

情绪低落再次出现，结合因紧张、恐惧体温上升属土不载木，乙木下陷，甲胆逆上，风火相煽；依据患者个体禀赋规律及之前治疗取效之理，在初诊方药基础上合桂枝、煅牡蛎对药，恢复厥阴风木和缓有序升发。

六诊：2016年10月29日。

药后额头发热感消失；因月经延后于10月12日外院查尿妊娠试验阳性；10月13日查尿酮：9642nmol/L；HCG：16 999.8IU/L；10月26日查尿酮：78.76nmol/L；HCG：94 104.1IU/L；现出现早孕反应，表现为恶心、呕吐，食欲差；精神可；眠可；大便日1解，成形，顺畅；小便调；舌暗红，苔薄白；脉沉滑。

方药：熟地黄10g、淮山药10g、菟丝子15g、续断10g、甘草5g、醋五味子1g。

5剂。每日1剂，每剂加水800ml，一直用文火煮1小时，煮取100ml，分1日，每日2次服。

［按］

此患者治疗的成功体现在两个方面，一对个体禀赋特殊规律的把握；二对《素问·六节藏象论》中"凡十一脏取决于胆"的参悟及其在临床中的应用，三需理解生命规律中甲胆、元气、乙木三者之间的内在联系。

2017年11月6日随访，患者于2017年6月7日顺产一女婴。

# 第二十八节  癫痫

李某，女，6岁。

**初诊：** 2016年11月24日。

**主诉：** 反复发作意识丧失伴疲乏、呕吐1个月余。

**病史：** 患儿于10月14日凌晨5点出现目睛上视，口中发出异常声音，意识不清，持续1~2分钟后消失，继则疲乏甚，伴呕吐黄水，头痛甚，遂于当地医院住院诊治，脑电图示：异常脑电图，诊断为癫痫，予抗癫痫、降颅内压等对症治疗后头痛等症消失出院。出院后服西药治疗，11月9日再次出现癫痫发作2次，表现为角弓反张，口吐白沫，意识不清，每次持续约2分钟，于2016年11月14日在外院行头颅MRI示：未见明显异常征象。家长自行停服西药。平素精神易亢奋，难入睡，眠不安稳；怕热；夏季汗多，头部为主，湿透头发；易盗汗；易感冒，首发症状为发热，平均2个月1次；易上火表现为口腔溃疡、扁桃体发炎；纳一般，喜肉食，不喜青菜；大便1~2日1解，质干；小便黄。当地中医院中药治疗后，纳好转，大便转日1解，成形，眠转佳；舌暗红，苔薄白；脉细沉。既往史：患儿出生患吸入性肺炎，至今患1次手足口病，1次肺炎。

**诊断：** 癫痫。

**方药：** 黄芪250g、乌梅15g、山茱萸60g、醋五味子15g、熟地黄90g、桂枝30g、煅牡蛎75g、白芍60g、炙甘草60g、茯苓30g、泽泻30g、盐牛膝30g。

7剂。每3日1剂，每剂加水2000ml，一直用文火煮2.5小时以上，煮取400ml，分3日，每日2次服。

[逐症分析　由博返约]

（1）患儿癫痫病史，凌晨寅时发作，目睛上视，口中发出异常声音，意识不清，属土气不足，土失载木，及肾水不足，水不涵木，风火相煽；结合头痛、呕吐、大便干燥及平素精神亢奋，说明有甲胆逆上，故重用黄芪250g定中轴、厚土载木，白芍、炙甘草各60g降其上冲之火；结合继则疲乏甚，说明除了君相二火（乌梅、醋五味子），尚有肝之体不足、木生火太过之火，故用山茱萸补肝体、助肝用；同时加用桂枝、煅牡蛎，加强厥阴原点起步之力，这一对药一升一降，煅牡蛎药量大于桂枝说明此诊主要矛盾重在直升。

（2）喜肉食不喜青菜，说明阴分不足，结合水不涵木病机线路，予大剂熟地黄90g。

（3）癫痫发作后四肢疲乏，头痛甚，伴吐黄水，结合病机线路（1）+（2），考虑厥阴风木下陷后出现夹寒湿阴霾直升，故在前基础上合桂枝牡蛎、苓泽牛两组对药。

（4）易盗汗对应甲胆失降之芍药甘草汤。

（5）汗多、头为主，难入睡，怕热，结合癫痫疾病，说明三阴本气不足，相火离位以土不伏火为主，结合病机线路（1），即为"芪地梅草芍"用药之理。

（6）平素易口腔溃疡、扁桃体发炎、喜肉食说明该患儿土之阴分不足，土不伏火；平素易感冒、发热提示该患儿厥阴失阖，易发生中化太过之火，此为熟地黄、乌梅对药之理。

综合分析，如何增强该患儿元气以截断厥阴风木直升是防止癫痫再次发作的关键。

**二诊：2017年1月19日。**

服第1剂药后出现发热，最高体温39.6℃，伴头晕，无汗，当地医院查血常规未见明显异常。期间停服上诊中药，服当地医院中药后未见明显效果，后服美林热退，但药效过后发热反复，坚持多饮水，持续4天后，热自行消退（其母诉之前发热需服消炎药7天左右才能热退），头晕消失，但出现咽痛，咽痒作咳，有痰，量中，色白，质黏，难咯，服三豆饮（黄豆、黑豆、绿豆）后咽痛消失，咳嗽逐渐缓解。后咨询医生，将上方乌梅加为30g继服1剂后出现左耳后淋巴结肿大，服当地诊所中药（玄参20g、浙贝母18g等药）2剂后肿消，后坚持继服上诊中药。期间患儿未发作癫痫，体质较前改善，感冒后病程较前缩短。目前动则汗出，头背为主；眠不安稳，时有手脚踢动；大便1~2日1解，成形，顺畅；夜尿2次；舌尖红，苔根部略腻；脉沉。

方药：黄芪250g、乌梅45g、生石膏30g、酒大黄10g、白芍60g、桂枝10g、赤芍60g、炙甘草30g、生甘草30g、人参15g。

6剂。每5日1剂，每剂加水2000ml，一直用文火煮2小时，煮取300ml，分5日，每日1次服。

[逐症分析　由博返约]

（1）药后癫痫未作，体质改善，发热时间缩短，感冒后病程较前缩短，说明土载木、水涵木功能较前增强，本诊在加强土伏火的前提下重在伏邪的对治。

（2）患儿发热，服用退烧药汗出热退，但药效过后发热反复，属桂枝汤证对应之风寒伏邪，用桂枝10g、赤芍60g。

（3）咽痛，咽痒作咳，有痰，量中，色白，质黏，难咯，服三豆饮（黄豆、黑豆、绿豆）后咽痛消失，咳嗽逐渐缓解属土气虚并内生邪热，故炙甘草减半，加等量生甘草。

（4）左耳后淋巴结肿大，服当地诊所中药（玄参20g、浙贝母18g等药）2剂后肿消，说明少阳、阳明火毒内伏，结合高热、无汗、舌尖红，苔根部略腻，故用桂二芍、石膏大黄；且二芍均为桂枝的6倍重在对治血脉中之邪热及逆上之甲胆。

（5）患儿本气不足，多次发汗耗气伤津，故用人参。

（6）病机线路（2）＋（3）＋（4）之邪热均与厥阴中化太过之火相关，故乌梅增量。

**三诊：2017年2月10日。**

药后至今癫痫未发作；体质明显改善，上诊至今未出现感冒、发热；眠不安稳，时手脚踢动减轻；大便1~2日1解，成形，顺畅；夜尿由2次减为1次；纳眠可；动则汗出，头背为主；偶尔口腔溃疡；舌红，苔薄黄；脉沉。

方药：问天方。

乌梅9g、甘草30g、炙甘草30g、黄连1g、广升麻10g。

10剂。每3日1剂，每剂加水600ml，一直用文火煮1小时，煮取90ml，分3日，每日1次服。

［**按**］

诸症改善，癫痫及发热未作，此诊结合丁酉年正商年年运特点，予问天方增强患儿身体的协调能力免受客气之影响。

**四诊：2017年3月30日。**

服药后癫痫自初诊至今未发作；眠不安稳较前改善；上诊至今未发作感冒、发热，即使偶有咳嗽，也不需服药，多喝水咳嗽则消失；纳可；二便调；动则汗出，头部为主；舌尖红，苔薄白；脉沉细。

方药：守方加味。

乌梅9g、甘草30g、炙甘草30g、黄连1g、广升麻10g、熟地黄15g、桂枝3g、醋五味子5g。

7剂。每3日1剂，每剂加水600ml，一直用文火煮1小时，煮取90ml，分3日，每日1次服。

**［按］**

因药后癫痫未发作，眠较前改善，感冒、发热未发作，偶有咳嗽也不需服药，饮水即可缓解，提示三阴本气较前进一步增强，火热燥较前归位。此诊仅遗留动则汗出，头部为主；舌尖红。故在上方的基础上合熟地黄、五味子壮水镇阳；予3g桂枝配熟地黄，利用熟地黄、五味子、乌梅之裹撷渗灌之力加强坎卦二阴抱一阳之力，使元气增强，成为人体抗病的本钱。

# 第二十九节　百日咳

秦某，女，8岁4个月。

**初诊：** 2017年11月12日。

**主诉：** 发热伴咳嗽12日。

**病史：** 患儿为李可国家基地第十二期秋季师承班学员秦老师之女，今天下午收到女儿病重消息后匆忙从穗返家。微信告知女儿病情如下：10月31日下午3:30突发高热，最高体温38.9℃，物理降温及口服布洛芬后体温可降至正常，药效过后体温再次升高，11月1日凌晨5:00，体温开始自然下降，上午10:00恢复正常，下午3:00再次开始发热，伴咳嗽。之后每天下午3:00开始发热，按前规律热退，咳嗽夜间加重，持续至今，遂就诊当地医院，诊断为"百日咳""肺炎"。立即收住院治疗并下病重通知书。近10日精神差，纳食差，今日略好转；平素不易汗出，近2~3日晚发热伴有汗出多；平素大便2日1解，成形略干，今日未解大便；小便略黄；喜温饮，饮不多；平素易感冒，首发症状为扁桃体化脓；舌暗淡，苔白浊腻。

**方药：** 石膏90g、乌梅30g、生晒参30g、桂枝10g、赤芍45g、白芍45g、炙甘草30g、生半夏30g、茯苓45g、熟附子10g、白术30g、大枣5枚、生姜15g、葱白1/2根（切4茎后下5分）、核桃3枚（带壳打）、黑小豆15g。

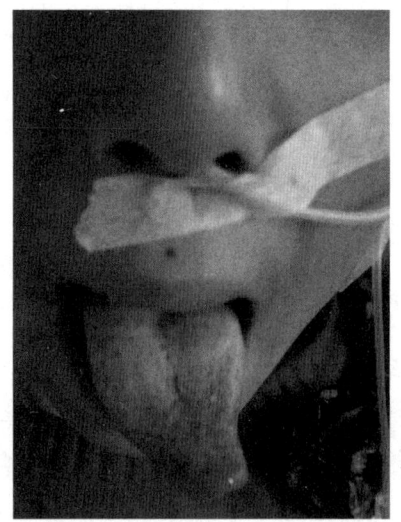

患者治疗前舌象

1剂。加水1500ml，武火煮开转文火煮2小时，煮取300ml，分6次服。

二诊：2017年11月13日。

微信告知今天上午11:00开始吃中药，已服4次，余2次，下午5:00测体温36.7℃，之前同样时间体温已升至37.5℃左右。咳嗽已明显减少，上午行相关检查受凉后咳嗽加重，休息后即缓解。嘱余药继服。

三诊：2017年11月14日。

微信告知李永春医生，体温正常，咳嗽明显好转。3日未解大便。

方药：丁酉寒水方加味。

茯苓45g、白芍45g、白术30g、熟附子10g、炙甘草45g、生晒参30g、冬花10g、紫菀10g、前胡10g。

2剂。每剂加水1300ml，文火煮取200ml，分1日，每日3次服。

2017年11月15日微信告知体温正常，大便已通，咳嗽消失。随访至2017年11月17日出院。

# 第三十节　更年期综合征

何某，女，55岁。

**初诊：** 2017年2月21日。

**主诉：** 反复怕热、汗出5年。

**病史：** 患者更年期综合征病史，近期在南方医院古中医科曾服用炼精化气方、逆气方、浚源方等效不显；眠中潮热、汗出、烦躁伴双足怕冷，汗出以头颈部为主；易饥；眠浅易醒较前稍好转；大便日1~2解，质偏烂，顺畅；小便正常；舌红，苔少，脉沉细。

**诊断：** 更年期综合征。

**方药：** 精津液方加味。

乌梅9g、炙甘草30g、生甘草30g、升麻30g、桂枝10g、赤芍30g、知母10g、熟地黄60g、酒大黄5g、麻黄1g、茯苓10g、泽泻10g、猪苓10g、炒芥子10g、姜炭10g、白术60g。

3剂。每2日1剂，每剂加水1300ml，一直用文火煮1小时以上，煮取200ml，分2日，每日2次服。

[**逐症分析　由博返约**]

（1）患者经过温益三阴之法治疗效果不显，考虑与2017丁酉正商年年运对人体的影响有关。眠中潮热、汗出、烦躁伴双足怕冷，说明阴阳俱损；结合今年年运特点为土气薄、土不伏火、土不载木、肾水不足、水不涵木，此患者之阴阳俱损表现为脉内血热鸱张，脉外卫气不用；结合易饥、舌红、苔少、脉沉细，说明阴阳俱损以阴分不足为主。故予乌梅、生甘草、炙甘草、熟地黄厚土伏火；桂枝、知母、赤芍针对脉内血分邪热及阳明肌中深层伏热。

（2）大便日1~2解，质烂，属土中寒湿二邪；故予苓、泽、猪、术、姜炭。

（3）大便质烂、易饥，说明土气虚、土中寒热虚实夹杂，故予乌梅、生甘草、炙甘草、升麻、酒大黄、苓、泽、猪、术、姜炭。

（4）患者5年的更年期病史，不管是源于正气不足邪气内生，抑或外邪从表内陷入里，多方治疗效果不佳，考虑必有伏邪而致的腠理不畅，结合头汗出、怕热、烦躁，说明存在《伤寒论》第184条阳明界面气血分伏热，故予三黄，犹如海陆空三军开六合；熟地黄、芥子、姜炭、麻黄和阳解凝。故予精津液方加白术。

二诊：2017年2月27日。

潮热汗出、烦躁基本消失；眠浅易醒改善明显；易饥饿减轻；双足怕冷消失；大便日1~2解，质烂同前，顺畅；舌郁红，苔偏少；脉沉细。

方药：守方调整药量。

乌梅15g、炙甘草30g、生甘草30g、升麻45g、桂枝10g、赤芍45g、知母10g、熟地黄30g、酒大黄5g、麻黄5g、茯苓15g、泽泻15g、猪苓10g、炒芥子10g、姜炭15g、白术60g。

7剂。每3日1剂，每剂加水1300ml，一直用文火煮1小时以上，煮取210ml，分3日，每日2次服。

［按］

药后患者诸症改善，说明元气增强。依据大便质烂，日1~2解，舌郁红，苔偏少，脉沉细，说明阴分不足较前改善，但土中深伏风、寒、湿、郁火之邪，故熟地黄减量，升麻、泽泻、茯苓、姜炭、乌梅、麻黄加量。

# 第三十一节　乙状结肠中分化腺癌

曹某，女，51岁。

**初诊**：2017年10月26日。

**主诉**：全腹膨隆、胀满2个月。

**病史**：2017年10月9日因"反复排便后肛门肿物突出20余年，加重伴腹胀2个月"于清远人民医院住院，无腹痛腹泻，无恶心欲呕，查体发现下腹部可触及大小5cm×5cm的不规则肿物，质韧，活动度差，压之不痛，CT检查发现：直肠癌可能；CEA：71.8ng/ml，CA-125：293.80U/ml，CA-199：119.30U/ml。

2017年10月16日于南方医院住院，血常规检查示：WBC $10.76 \times 10^9$/L，CEA 48.48μg/L，CA-125 470.40U/ml，AFP 1.60μg/L，CA-199 130.74U/ml，CA-724 49.65U/ml。PET-CT诊断：①乙状结肠癌，浸及邻近系膜；②横膈上多个淋巴结增大，边缘模糊，代谢稍增高，多考虑为淋巴结炎性增生；③大网膜、小网膜、盆腹腔肠系膜及子宫直肠陷凹片絮状及条片状增厚，部分腹膜代谢增高，考虑为腹膜多发转移；盆腹腔大量积液；④肝内多个高代谢病灶，部分呈"牛眼征"改变，考虑为肝内多发转移；⑤盆腔内见2个囊实性占位，实性部分代谢不均匀性增高，考虑为双侧卵巢种植转移灶；⑥左肺尖小磨玻璃阴影，代谢未见增高，多考虑为良性病变，建议定期复查；⑦筛窦及右侧上颌窦轻度慢性炎症，双侧扁桃体急性炎症，甲状腺右侧叶良性结节，双肺尖、右中肺近水平裂、右下肺背段及左下肺背段近斜裂处见多发良性小结节，左侧肾上腺内侧肢增粗。胃镜未见明显异常，肠镜见肠壁肿物，活检病理结果：（乙状结肠活检）中分化腺癌，无法行根治性切除手术，现住院中。症见：腹胀，腹大如鼓；易疲劳；纳差，无食欲，量少，一次1匙，每餐吃2匙；难入睡，易醒，难再入睡；口干，极度思饮，喜热饮，饮水后无呕吐；温凉均可耐受，但不能解渴；饮水后腹胀加重；口苦，无口臭；腰、肩部酸软；不怕冷、不怕热、不怕风，汗少；大便日3~4次，成形，不畅顺，费力；小便量少；舌暗瘀，苔腻黄燥厚略浊；关脉搏指，尺沉。

诊断：乙状结肠中分化腺癌。

方药：五苓散。

猪苓15g、泽泻20g、白术15g、茯苓15g、桂枝5g、紫油桂5g。

1剂。混匀，打粉，每次1g，米汤送服，日服3~5次。

[逐症分析　由博返约]

（1）患者乙状结肠癌广泛转移合并盆腹腔大量积液病史属三阴虚寒局部大实证；纳差、腹胀、饮水后腹胀加重、盆腹腔大量积液、二便不畅、饮水后不解渴、易疲乏、腰肩酸软属大实有羸状，虚以中气不足、斡旋无力为主，实缘于正气内匮，邪气内生并与顽痰败血绞结成癌性巢穴，终致三焦"水道出焉"的功能失常。故选用五苓散针对身内所有缝隙的三焦气化不利，从而增强"三焦为原气之别使"的功能。

（2）口干，极度思饮，喜热饮，温凉饮均可耐受，结合舌暗瘀，苔腻黄燥厚略浊，关脉搏指，尺沉属釜底、釜中火弱，不能蒸腾下焦水液上达，水液壅阻，故在使用5g桂枝的同时加用5g紫油桂灵动下焦，加强三焦气化。

二诊：2017年11月14日。

服用上方后大便由日3~4解转1~2解，量较前增多，通畅；小便量由少明显转多，尿后阴道出血，鲜红；纳食由差转佳，开始出现饥饿感，食量转佳，由一次1匙，一餐2匙，转为一餐半碗；饮汤后腹胀消失；精神明显改善；口干明显减轻，之前极度思饮，饮水不解渴，转为饮水可解渴；腰、肩酸痛消失。怕冷，不怕热；化疗时汗出多，冷汗，仅头额部、面颊、后项汗出，颈以下无汗，汗出后不怕冷，不觉疲劳，化疗结束后汗出消失；现大便2日1解，成形，量不多，由细条转为成形粗便，自服火龙果后转日1解，量增多。舌郁红，苔中厚腻，脉沉细略疾。昨日出院诊断：乙状结肠中分化腺癌姑息化疗联合靶向治疗（Ⅳ期）；腹膜、肝内多发转移；双侧卵巢种植转移；盆腹腔积液；混合痔。分别于10月27日、11月11日行第1、第2周期mFOLFOX6方案一线化疗联合靶向治疗。11月10日B超复查显示：①双颈、左锁骨上窝小淋巴结；②盆腔占位性病变并局部液化；③少量腹水；④肝实质回声密集；⑤慢性胆囊炎、胆汁淤积；⑥胰腺回声增强。

方药：守方加味。

猪苓15g、泽泻20g、白术15g、茯苓15g、桂枝5g、肉桂5g、王不留行30g、赤芍60g、生牡蛎50g、楮实子60g、升麻20g、熟地黄60g、乌梅15g、炒芥子10g、姜炭10g、白芍30g、人参15g、柴胡10g。

7剂。每2日1剂，每剂加水1500ml，一直用文火煮2小时，煮取180ml，分2日，每日3次服。

[逐症分析　由博返约]

（1）服药后腹胀、胃口、精神明显改善，结合舌脉说明三焦"水道出焉"及"为元气之别使"功能得以部分恢复，中气左升右降之斡旋能力较前增强；食欲、食量的改善，以及口渴、二便的改变，说明中气增强，阳明主阖功能逐步恢复，阳明阖，则坎水足。

（2）患者平素怕冷，化疗期间额部、颊部、颈后冷汗出，依"阳加于阴谓之汗"，说明"水寒龙火飞"，但汗出后不怕冷，不觉疲劳对应离位相火。

（3）B超复查表示盆腹腔腹水明显减少，说明三阴里气较前增强；

肝胰脏回声增强、胆汁淤积说明阳明降机不利，局部脉内血热鸥张。

综上所述，此诊在五苓散治疗基础上重在从多条线路分消邪气。故在上方的基础上合升麻、泽泻升清降浊，助中气之斡旋；生牡蛎、王不留行、楮实子、赤芍称为四个仙丹，此组对药为笔者师弟范金福医生无私传授，为对治肝硬化、肝癌的经验用药，使用时应注意加强中气；炒芥子、姜炭、熟地黄、桂枝取阳和汤之化裁，和阳解凝；加大乌梅用量敛降离位相火的同时并达阖厥阴开太阳之功；白芍降甲胆，并截断因甲胆失降导致的阳明邪火之源；柴胡借助少阳枢机枢转之力加强阳明主阖、太阳太阴同主开的功能；人参益土之气阴。

# 第三十二节　肝内胆管细胞癌

江某，男，76岁

**初诊：** 2017年11月7日。

**主诉：** 确诊肝内胆管细胞癌20余日。

**病史：** 患者因"反复右上腹疼痛半月余"于2017年10月10日入住南方医院，PET-CT及肝穿刺提示：肝内胆管细胞癌晚期，因胆管堵塞行引流术，并于10月26日行胆管粒子支架术。至今一直住院治疗。

**刻诊：** 患者坐轮椅进入诊室，神糊，痛苦面容；皮肤黄；无发热；动则汗出，腋下、前胸及后背汗出；纳少，每餐约进食50ml稀饭；大便2日未解；小便频，每半小时1解，每次20~50ml；口干、思饮、不解渴；舌红苔黄，分布不均匀；脉大不敛。有胆囊炎病史、胆结石病史、高血压3级（极高危）、2型糖尿病病史。2017年10月13日 PET-CT提示：①肝左、右叶交界处团块状高代谢病灶，考虑为原发性肝癌（胆管细胞癌可能），肿瘤可能累及相邻胆囊；②肝门区、十二指肠降段内侧、胰头周围、中上腹部腹膜后区多发结节状高代谢病灶，考虑为多发淋巴结转移灶。肿瘤指标：CA-242 47.96IU/ml，CA-199 111.36IU/ml，AFP正常；肌酐＞300μmol/L，胆红素＞300μmol/L。

**方药：** 清虚方加减。

白术10g、鸡蛋花30g、桂枝5g、桔梗5g、泽泻10g、酒大黄5g、蝉蜕15g、金蝉花15g、人参10g、乌梅3g、姜炭5g。

7剂。每日1剂，每剂加水900ml，一直用文火煮1小时，煮取60ml，分6次服。

**[逐症分析　由博返约]**

（1）胆管癌的共同病机为中气内匮，厥阴、中气同时下陷并发生了热化变证，肿瘤巢穴深伏郁火，一为阳明邪热，二为离位相火。该患者为肝内胆管细胞癌晚期，刻诊坐轮椅进入诊室，痛苦面容，神糊，动则汗出，腋下、前胸及后背汗出，脉大不敛，说明患者局部大实已致秽浊热毒之气上扰阻塞清窍，扰乱神明，元气欲脱。

（2）纳少，皮肤黄，口干思饮，大便2日未解，舌红苔黄，分布不均匀，说明土气不足，土中太阴虚寒和阳明伏热并存。

（3）小便频，每半小时1解，说明三焦气化不力。

综上所述，患者虽为三阴病，目前已属温病危重期。故予清虚方清泄秽毒、升散郁火、开窍醒神以救元气。其中丁酉伏邪方在加强三焦气化及宗气贯心脉行呼吸的同时，清解透散三焦邪火。酒大黄、蝉蜕为一组对药，酒大黄降泄清解秽毒邪热，以加强气机降、入为主；蝉蜕对治厥阴风木之风火之证，临床体会重剂使用在疏散风热、熄风解痉的同时可升清阳至人身清虚之地——肺脑而气机自降，以加强气机升、出为主。故二药配伍自成升降出入之圆运动。乌梅阖厥阴、开太阳，敛降离位相火，与酒大黄配伍共奏加强厥阴、阳明主阖功能，既对治邪火又增强元气。因中气不足故去菟丝子加人参益气生津，姜炭温中止血。

**二诊：2017年11月16日。**

服药2天后大便自行排解、畅顺，日解深黄色稀便2~3次，继服药小便频转正常，食欲好转，食量增，每餐可进食1碗稠粥，体力增强，意识逐渐恢复正常；口干，欲温饮，可解渴。今天已拔除引流管，复查：胆红素下降至80μmol/L，肌酐下降至125μmol/L。昨日出现大便4次，质稀。刻诊：神清，精神较上诊明显好转，告知不记得曾来看过中医，舌淡暗，无苔，竖条裂纹，脉大。

方药：守方加味。

炒白术15g、鸡蛋花30g、桂枝5g、桔梗5g、泽泻10g、酒大黄1g、乌梅9g、姜炭5g、蝉蜕15g、金蝉花15g、人参30g、柴胡5g、防风5g、羌活5g。

7剂。每日1剂，每剂加水900ml，一直用文火煮1小时，煮取60ml，分6次服。

[按]

患者服药后，可以自行排解大便，小便频转正常，食欲好转，食量增，体力增强，意识恢复，肌酐、胆红素下降，均说明邪有出路，三焦气化功能较前恢复，元气增强；此诊效不更方，因阳明伏热部分疏导转化归位、太阴深层内伏风寒湿三邪、中气不足，故酒大黄减至1g，乌梅、人参加量，并加防风、羌活、柴胡。

# 第三十三节　慢性阻塞性肺病
## （急性加重期）

王某，男，80岁。

**初诊：** 2017年1月24日。

**主诉：** 反复咳嗽、多痰10年，气促5年，再发加重5天。

**病史：** 患者5天前因受凉诱发咳嗽，流清水样鼻涕，微信指导服用癸巳寒水方加味症状稍好缓。今天寅时开始发热，体温37.6℃，晨起咳嗽次数明显增多，咳声低微，伴有喘息声，多痰，难咯，色黄，精神疲劳。感觉口中有甜味，二便调，纳食可；平素怕冷，进食凉性食物易感冒，首发症状咳嗽；微信图片示：舌边尖略红，苔白厚；脉未触及；糖尿病30年至今注射胰岛素治疗。曾于2014年11月在当地医院住院，当时诊断为：①慢性阻塞性肺病，急性加重期；②慢性肺源性心脏病（代偿期）、呼吸衰竭；③2型糖尿病、陈旧性肺结核等病史。

**诊断：** 慢性阻塞性肺病，急性加重期。

**方药：** 问天方。

乌梅9g、炙甘草30g、甘草30g、黄连1g、升麻10g。

5剂。每日1剂，加水1000ml，煮取200ml，分早晚服。

2017年1月30日电话告之：服药第1剂后，有痰，易咯，痰出后中午可入睡2小时余，醒后自觉喘息、疲劳明显减轻，继服至第3剂后咳喘、咯痰逐日好转，服完5剂后咳喘消失。服药期间未服其他药物。

[逐症分析　由博返约]

（1）患者受凉后诱发咳嗽，流清水样鼻涕，服用癸巳寒水方加味症状稍好缓，说明局部不仅仅存在风、寒伏邪。

（2）寅时发热，依据寅时人气生，是一日当中少阳升发之力最大之时，子午流注寅时对应肺，推断患者身体借助天地少阳升发之力，将侵犯体内的风寒之气转化为火邪的形式得以体现，因患者年迈体弱正气不足，三阴热化之势不盛，故低热。依据《伤寒论》排序之理（客气变化规律），利用"阖厥阴、开太阳"大法选用乌梅对治此类发热。

（3）晨起咳嗽次数明显增多，随着一日阳气的升发，火乘金，肺失宣肃。

（4）咳声低微，伴有喘息声，多痰，难咯，色黄，精神疲劳，属三阴本气不足，结合病机线路（2）+（3）诸症亦对应了壮火食气之理。多痰、难咯、色黄，依据太师父李可老中医提出的"肾为生痰之根，脾为生痰之源，肺为贮痰之器"对应了湿、寒、燥、火四邪及三阴统于太阴，因患者二便调，纳食可，舌边尖略红，苔白厚，故可利用土之生化运载之力转化湿、寒、燥、火四邪，故用重剂生、炙二草和小剂黄连对治。佐以升麻升散"一脏五腑至阴土中"火毒，而无伤中之弊。

（5）平素怕冷，进食凉性食物易感冒，首发症状咳嗽，提示三阴里气不足，太阴伏邪太过，风、寒二邪为主，正如《素问·咳论》曰："五脏六腑皆令人咳，非独肺也。"

（6）舌边尖略红，苔白厚腻，提示局部有热，中焦有寒、湿停留。

此诊选用师父自拟问天方，因患者虽然三阴里气不足，但可利用其土之生化运载之力，运轴转轮；结合天、地、人一体的关系，人在天地之间，天为先天，地为后天，人是后天的后天，是天、地的产物之一；后天之本的亏虚，皆因先天之本的本气不足，凡病皆为本气自病，此时反复思考同一人，同一病，症状几乎相同，前几年用癸巳寒水方有效，而今年效果欠佳的原因是什么？开始思考师父问天方所治愈患者的道理何在？2017年天地之气对患者的影响更为重要，此时只需考虑如何将手中的术达到后天顺先天之道，能够纠正同气相求的偏气（患者的病气与天地一气的偏盛之气）从而达到不治而治的境界。

二诊电话告知疗效，我心中惊喜不已，三思后并立刻向师父电话汇报并请教：①汇报深刻体会"年之所加，气之盛衰，虚实之所起，不可为工也"的重要性；②请教师父年运与此方神奇疗效的关系。

师答曰：天舟一号、天宫二号自主快速交会对接、密封、浮动，太空加油依靠气体压力，中医之本真同理，临证亦应如是。师父答题后，我参悟如下：

（1）临证时的思维。仲景一部《伤寒论》397法、113方，自序中也表明"若能寻余所集，思过半矣"。其法中之深意，方中之神韵，犹如大千世界，既有不二法门，又有方便法门。师父李可老中医2006年底治疗一位三衰老年患者的高热时，告知我乌梅、紫苏叶这组对药加在原方即可，其理为"阖厥阴、开太阳"。这是我学习中医以来第一次听到这样的医理和用药，一剂药后患者的高热退去，内心的震撼促使我不断参悟四部经典，对乌梅丸中的对药经过临床日复一日的体悟，心中才渐渐明朗。

（2）2016年一年的时光，艰难地求索于阳邪之对治，年底终因《素问》《灵枢》的学习，想到了临床疗效不如意的病例，应该是"年之所加，气之盛衰，虚实之所起"之理。人身有两火——君相二火，而此阳邪伤人的共性均为离位之相火，故此方君药为乌梅。如何选取一药物具备以下四点功效：①土伏火；②土载木；③益土气并兼治土中内生之寒热二邪；④能对治此源于"天"——年之所加之离位相火，唯恒顺承天之先天坤卦是捷径，药中能有此功用的首选有国老之称的甘草，因土气不足寒热内生，故生、炙二草同用。

（3）中土寒热之邪郁而化热，尽管土气本身不足，病机之又一共性为土中之轻微湿热、实热，可表现为上、中、下三焦部位之症，如心、胸、口、胃、肠，故仅用1g黄连。

（4）相火离位，一部分浮游于外，另一部分内壅于"散于胸腹、熏于肓膜""先行于四末分肉皮肤"的卫气所作用的部位，因总体为阳邪，土气不足除了易理解的中气——脾胃，临床上另一土气的概念即《素问·六节藏象论》曰"脾胃大肠小肠三焦膀胱……此至阴之类，通于土气"之一脏五腑，而能集升散此种壅阻之气、作用于土气、散火解毒之功的药首选升麻。

2017年为正商年年运，火、热、燥邪用事，年运如此，临床用药理当顺道而为之，此方中还有一个概念三焦，既包括有形之六腑之一，又包括无形功能之三焦，详参考下列相关原文：《灵枢·决气》《灵枢·营卫生会》《灵枢·本输》《素问·灵兰秘典论》《灵枢·经脉》《难经·三十八难》《难经·六十六难》等。

# 第三十四节　卵巢囊肿剔除术后

赵某，女，25岁。

**初诊：** 2017年7月2日。

**主诉：** 卵巢囊肿剔除术后伤口愈合缓慢16天。

**病史：** 患者于2017年5月12日在外院体检发现左附件囊性包块，大小为9cm×7cm，呈单房性；2017年1月当地医院B超示：双侧附件未见异常；于2017年5月26日月经干净后在另一家医院复查结果同上，2017年6月13日上午在该医院行全麻下腹腔镜左卵巢囊肿剔除术+双输卵管系膜囊肿剔除术。病理结果：双输卵管系膜囊肿，左卵巢浆液性囊腺瘤。并于2017年6月16日拔除引流管至今伤口愈合缓慢，伤口大小为1.5cm×1cm×0.5cm，局部有新生白色嫩芽伴有黄色分泌物，无明显的红、肿、热、痛。二便调，纳食可，精神较手术前稍疲乏，喜睡，舌淡，苔薄白润，脉细弱。既往有阑尾炎、痛经、神经性皮炎病史。

**诊断：** 左卵巢囊肿剔除术后。

**方药：** 黄芪45g、白术45g、生晒参15g、升麻15g、柴胡5g、桂枝5g、干姜5g、甘草10g。

3剂。每日1剂，加水1000ml，煮取200ml，分早晚服。

**［逐症分析　由博返约］**

（1）患者双输卵管系膜囊肿、左卵巢浆液性囊腺瘤病机属大气不运，厥阴、中气同时下陷生寒，六气内生，以寒、湿、风、火邪为主，从2017年1月至5月卵巢腺瘤增长过快提示局部郁伏风、火炽盛。

（2）拔引流管后伤口愈合缓慢提示大气失运，腐气内停，因无明显的红、肿、热、痛及脓液，局部表现为新生白色肉芽伴有黄色分泌物，说明局部气虚湿停为主，火邪相对少，故方中选用黄芪、白术各45g，运大气、充里气、实肉气、托腐气，即师父提出五道中的气道与水道；针对厥阴、中气下陷而土中郁伏之火重用升麻15g；生晒参15g、甘草10g对治土中气液不足并有轻微邪火。

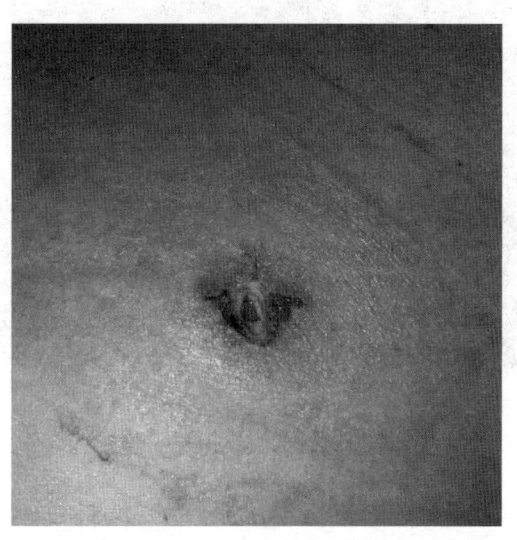

患者治疗前（伤口局部有新生白色嫩芽伴有黄色分泌物）

（3）结合阑尾炎、痛经、神经性皮炎推断患者个体禀赋规律易出现厥阴、中气同时下陷为寒，并易化热化火，利用《伤寒论》中柴胡桂枝干姜汤所参悟出的医理，少阳枢轴之理既可枢转三阳之开阖枢，又可枢转三阴开阖之枢；方中配伍重在少阳邪火、阳明燥热、太阴典型的虚寒，及太阳表虚风寒，厥阴下陷之寒。结合此患者的主要矛盾，在前五药的基础上合用柴胡、桂枝、干姜各5g重在利用少阳柔和的枢转之力，柴胡可枢转心、腹、肠胃间之结气，同时升提下陷之厥阴、中气；桂枝升提下陷之厥阴；干姜针对太阴之虚化寒化。全方立足太阴、厥阴，对治寒热虚实夹杂。

2014年7月4日微信告知：服药第1剂后颈部神经性皮炎复发，局部皮肤红、痒，大便日1解，质烂，色深褐。继服上方加白鲜皮10g、蝉蜕10g、石膏10g，自行外用黑豆馏油软膏，皮疹瘙痒消失。二便调。服药2剂后晚上换药，伤口以神速愈合。

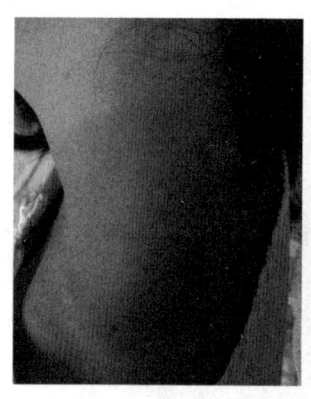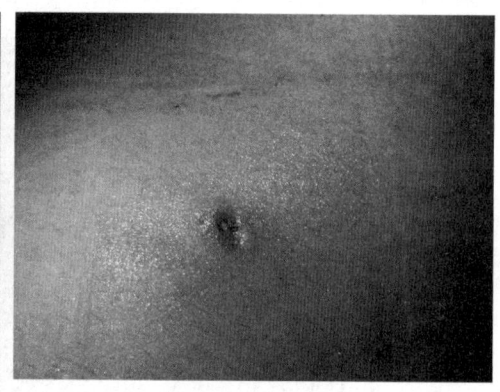

患者治疗后照片

[按]

药后伤口基本愈合，颈部神经性皮炎复发，局部皮肤红、痒，说明此处内伏阳明邪热为主，故守方加白鲜皮、蝉蜕、石膏托透伏邪，共服6剂上症消失，体质明显改善。

经过给此患者的诊治让我深深地体会到太师父所言"邪之入路即邪之出路"。师父所言"人身无处不腠理""只有不明的医理，没有神奇的疗效"，真至理也。

（明3成云水医生亲诊病例）

# 第三十五节　水痘

郑某，男，22岁。

**初诊：** 2017年2月18日。

**主诉：** 全身密布丘疹、疱疹伴发热4天。

**病史：** 4天前无明显原因出现全身密布丘疹及疱疹，色暗红，患处刺痛伴瘙痒无度，发热，最高体温39.8℃，无汗，恶寒。其母予海带绿豆汤无效，于当地医院门诊就诊，诊断为水痘，予抗病毒药物静脉滴注，同时配合退烧药口服，汗出热降，但药效过后反复高热，欲结合中医治疗故而前来南方医院古中医科就诊。

**刻诊：** 体温39.5℃，无汗，恶寒，头裂痛，咽痛；水痘四期表现同时出现，食欲差，疲劳，寐差；大便3日1解，质偏软；尿黄；舌边尖红，苔白腻浊；脉沉滑。

**诊断：** 水痘。

**方药：** 生石膏125g、乌梅30g、炙甘草30g、桂枝10g、赤芍60g、黄芩20g、蒲公英60g、绵茵陈15g、柴胡60g、人参30g、茯苓30g、白芍30g、生甘草30g、大米30g。

2剂。每日1剂，每剂加水1200ml，一直用文火煮1小时以上，煮取240ml，分1日，每日3次服，热退止后服。

[**逐症分析　由博返约**]

（1）骤发全身密布丘疹及疱疹，色暗红，患处刺痛伴瘙痒无度，属风、湿、热、火、毒邪盛，对应太阳、太阴、阳明、厥阴四个界面。西医治疗后未达预期效果考虑与患者体质太阴己土之气不足，邪气无力外出转化相关；多次服用退烧药后汗出热降但未恢复正常体温，说明患者体内已伏有太阳风寒表虚证对应的桂枝汤证之邪。

（2）高热、无汗、头裂痛、咽痛、纳差说明太阴己土之气不足，厥阴失阖，发生热化太过之阳明、少阳火热之毒，结合病机线路（1），生石膏、乌梅、柴胡、黄芩、桂枝、赤芍使用指征。

（3）多次汗出热退未及丘疹、疱疹控制不佳除了患者个体太阴己土之气不足外，必伤津耗气，结合患者疲劳，人参、炙甘草、生甘草、大米使用指征，此四药还可防大剂生石膏伤中之弊。

（4）结合目前水痘的临床表现、咽痛、大便情况，出现了厥阴下陷后南方壅阻邪热炽盛，故桂枝、赤芍药量匹配为1：6；患处色暗红及疱疹说明局部存在水热气结，故用茯苓、白芍对药。

（5）静脉使用抗病毒未取得满意疗效，临床体会此种病毒在患者身上体现为中医的湿热二邪为主，结合舌脉，故在病机线路（1）+（2）+（3）+（4）基础上合蒲公英、绵茵陈立足太阴清解湿热之毒而无伤中之弊。

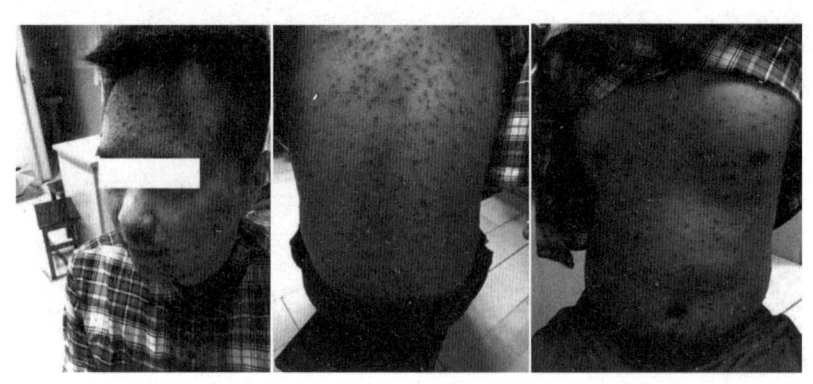

患者治疗前照片

**二诊：2017年2月20日。**

服药1剂后汗出热退，现体温36.8℃；药后部分丘疹及疱疹已结痂；

咽痛消失；头痛如前；食欲差；寐差（有抑郁症）；服药期间大便日3~4解，质稀烂甚稀水样，味臭，便后人觉舒适；轻微咳嗽，舌边尖红，苔薄白腻；脉沉略大。

方药：鸡蛋花15g、葛花15g、扁豆花15g、蒲公英45g、甘草30g、乌梅10g、薏苡仁15g、羚羊骨15g（先煎）、蝉蜕10g、茯苓皮15g、生石膏30g、炒僵蚕15g、桑白皮15g。

2剂。每日1剂，每剂加水1200ml，武火煮开转文火煮30分钟以上，煮取300ml，分6次频服。

[按]

（1）药后热退、咽痛消失，部分丘疹及疱疹结痂，大便次数多，质烂稀水样，味臭，说明火热湿毒炽盛之势得以扭转，但土中风、湿、火、热余毒未净，结合舌苔转为薄白腻故用鸡蛋花、葛花、扁豆花、蒲公英、薏苡仁、蝉蜕、茯苓皮。

（2）此诊诉头痛如前结合舌边尖红、脉沉略大，提示土气不足，厥阴、阳明同时失阖之病机尚存在，甘草、羚羊骨、生石膏、乌梅之对治指征。

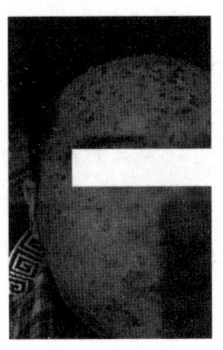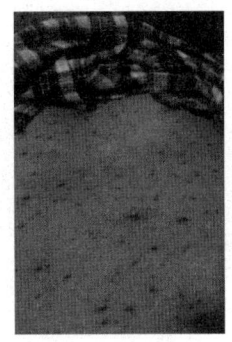

患者治疗中照片

（3）此诊出现的轻微咳嗽属风热二邪犯肺，肺失宣肃，故在前基础上合炒僵蚕、桑白皮对药熄风、清热、解毒、止咳。

**三诊：** 2017年2月22日。

发热未反复；全身密布丘疹及疱疹大部分结痂，患处刺痛消失，瘙痒明显减轻；头痛消失；咳嗽消失；食欲差转佳；寐差（有抑郁症）；口干，思凉饮；大便日1解，成形；舌边尖红，苔薄白腻；脉沉。

方药：鸡蛋花15g、葛花15g、扁豆花15g、蒲公英30g、甘草30g、乌梅10g、薏苡仁15g、蝉蜕10g、茯苓皮15g、生石膏15g、炒僵蚕10g、桑白皮10g、太子参15g。

2剂。每日1剂，每剂加水1200ml，武火煮开转文火煮30分钟以上，煮取300ml，分6次频服。

[按]

药后诸症好转提示药证相合，因病势已大部分扭转，故去羚羊骨，同时蒲公英、生石膏、炒僵蚕、桑白皮相应撤量；此诊诉口干，思凉饮考虑仍存在阳明经邪热及土中气液不足，故在上方的基础上合太子参顾护土之气液。

（明49林锦韬医生亲诊病例）

# 第三十六节　皮肌炎

刘某，女，58岁。

**初诊：** 2016年12月12日。

**主诉：** 手指关节疼痛、皮肤多发红疹7个月，加重伴气喘4个月余。

**病史：** 患者2016年5月开始出现手指关节疼痛，胸前、双侧手指伸侧关节、指甲根皮肤多发红疹，细小如粟米，色鲜红，中间凹陷，皮疹部位疼痛，无瘙痒，6月开始出现面部、前胸红斑，额部尤甚；8月出现气喘，四肢近端肌肉无力，就诊香港某医院呼吸科，检查ANA（－）、抗Sm抗体（－）、抗dsDNA抗体（－），9月17日查血肌酸（Creatinine）、肌酸磷激酵素（CK-CPK）、CRP均正常，乳酸脱氢酶（LDH）252U/L。10月初转诊香港另一家医院，行PET-CT检查：肺纤维化改变，未见明显占位病变，遂在10月12日住院治疗，行后项部肌肉活检符合肌炎病理改变，10月26日行右肺微创手术，抽取部分组织做病理检查，提示肺纤维化，确诊为"皮肌炎"，予泼尼松龙30mg（口服，每日1次）、甲氨蝶呤3片（口服，每日2次）。术后连续发热，经3种抗生素抗感染及消炎止痛片治疗1周后热渐降。体温恢复正常后出院，但气喘疲劳明显，故转南方医院中医诊治。

**刻诊：** 手指伸侧关节、指甲根皮肤鲜红色疹，细小如粟米，中间凹陷；指根肿胀、疼痛；双侧上肢近侧肌肉突发酸软无力，双臂不能持续上举5分钟；头皮奇痒，头皮多发疮疡，流黄脓水；左侧头皮麻痹；脱发明显；面部及上半身多发紫红色红斑，局部肤温高，额部尤甚；周身皮肤瘙痒，挠后瘙痒不缓解；怕冷怕热，潮热汗出；气喘，静坐亦有气喘，痰色白，质稀黏，无泡沫；易饥饿，但食量不多；若进食水果多则便稀；食用香蕉后容易头晕；声沙，食煎炸食物后加重；情绪暴躁，时有心悸；舌淡暗，苔薄白腻，边有齿痕，舌根有剥脱苔，脉沉。既往史：抽烟史30年，2004年3月戒烟。

诊断：皮肌炎。

方药：浚源方加味。

白术120g、党参30g、炙甘草30g、姜炭10g、茯苓30g、白芍30g、淮山药30g、熟地黄30g、半夏20g、五味子10g、乌梅9g、细辛1g、生地黄30g、麦冬15g、代赭石10g、枇杷叶10g。

10剂。每日1剂，每剂加水1300ml，一直用文火煮1.5小时以上，煮取200ml，每次15~30ml，少量多次服。

[逐症分析　由博返约]

（1）手指伸侧关节、指甲根（阴阳气顺接之处）皮肤鲜红色疹（郁热用茯苓、白芍），细小如粟米（风寒伤及毛皮用小剂量细辛），中间凹陷（中气下陷——用白术升提的同时兼有托腐之功）；面部及上半身多发紫红色红斑，局部肤温高，额部尤甚（阳明邪热，涉及卫气营血四个阶段，结合西医诊断说明阴阳俱损，因进食水果多则大便稀，故可利用代赭石、枇杷叶肺降之力对治阳明邪热）。

（2）周身皮肤瘙痒，挠后瘙痒不缓解（正虚为主，血虚生风，风盛则燥，燥盛则痒，结合其皮肌炎病史属正气内匮）。

（3）怕冷怕热，潮热汗出［属阴阳俱损，用熟地黄、淮山药，结合（1）+（2）病机线路，用浚源方］。

（4）气喘，静坐亦有气喘（元气大伤，肾失纳气，局部肺有实邪，肺气不降为主），痰色白，质稀黏，无泡沫（局部实邪为因寒而致的水热气结，用干姜、细辛、五味子、半夏加茯苓、白芍及少量细辛）。

（5）易饥饿，但食量不多；声沙，食煎炸食物后加重；若进食水果多则便稀；食用香蕉后容易头晕。说明中气不足，气、阴、阳俱损，结合大便2~3日1解，羊矢状，伴腹胀，说明釜底火不足，局部相火离位。

（6）左侧头皮麻痹；脱发明显；结合情绪暴躁，时有心悸［结合病机线路（3），营气虚则不仁，故浚源方合生脉饮使用指征］。

（7）头皮奇痒，头皮多发疮疡，流黄脓水（头为诸阳之会，局部风寒湿热火邪盛，缘于土不载木、土不伏火，阴阳俱损，用浚源方合乌梅、茯苓、白芍、细辛）。

（8）双侧上肢近侧肌肉突发酸软无力，持续5分钟双臂不能上举（厥阴、中气骤陷）。

（9）指根肿胀、疼痛（属阴阳气不能顺接，水热气结，用茯苓、白芍）。

（10）舌淡暗，苔薄白腻，边有齿痕，舌根有剥脱苔，脉沉（气、阴、阳俱不足，以太阴不足为主）。

皮肌炎是主要累及皮肤和横纹肌的自身免疫性疾病，好发年龄为40~50岁；属于香港罕见病类，每年出现40~50个新症；可分为原发性及继发性，继发性是癌症相关引致的皮肌炎；原发性皮肌炎的患者可带有不同抗体，如"抗MDA-5抗体"攻击肺部较严重，可引致肺炎及纤维化，再引致呼吸衰竭而致命，半年内死亡率达50%。此患者为原发性皮肌炎，结合病史及症状，说明患者土气内匮，土之生化运载功能失常，既有土不伏火，又有土不载木。阳明不降，肺之化源乏力，伏热久郁于内，伤津损液，必耗肾水。此患者邪已侵及五脏，根据（1）~（5）病机线路，结合舌脉，遵循"三阴统于太阴"，治太阴保少阴，予浚源方加减，因阳明邪热盛，故姜炭易干姜。

二诊：2016年12月23日。

胸前红疹消失，双侧手指伸侧关节及指甲根仍有少许红疹；进食水果多则便稀消失；头皮疮消失；心悸消失；气喘明显减轻，由持续性转为阵发性，上午9点至11点容易气喘；肌肉酸软减轻，四肢近端肌肉突发性无力由5分钟减少到1分钟；胸前紫红色斑明显消退；声沙减轻；周身瘙痒消失，昨日食鱼生后颜面、胃经循行部位瘙痒；大便由2~3日1解转为日2解，羊矢状转为成形软便；食薯片后口苦明显；自觉胸腔干燥感，如火炉般烘热，但人较前怕冷；少许咳嗽，痰黄质黏；舌淡红，苔薄白，根部剥脱苔范围缩小，脉沉滑。定期西医复诊情况稳定，泼尼松龙减至20mg（每日1次），甲氨蝶呤3片（每日2次）。

方药：守方加减。

白术120g、党参30g、炙甘草45g、姜炭10g、茯苓30g、白芍30g、淮山药30g、熟地黄30g、山茱萸20g、生龙牡各30g、五味子10g、乌梅9g、枇杷叶10g、黄芩15g。

10剂。每日1剂，每剂加水1300ml，一直用文火煮1.5小时以上，煮取200ml，每次15~30ml，少量多次服。

［按］

胸前红疹、进食水果多则腹泻、头皮疮、心悸、周身瘙痒消失，气喘明显减轻，大便转正常均提示生生之源、土之生化运载之力较前增强，伏邪部分转化归位；鱼生属高蛋白，食用后面部胃经循行部位瘙痒说明土之转化之力不足，风火毒邪上熏。故在原方基础上加大炙甘草用量，并加山茱萸、生龙牡益土载木，合白芍乃来复汤以加强萌芽的蓄健；食用薯片后口苦，胸腔如火炉般烘热说明土不伏火，肺、胆、胃气机不降，郁而化火，故加黄芩，去细辛、半夏、五味子。剥脱苔减少结合改善的诸症说明津液渐复，肺之化源增强，故去生地黄、麦冬、代赭石。

**三诊：2017年1月6日。**

皮疹消失；左侧头皮麻痹消失；气喘较前进一步减轻，静坐时已无气喘，仅提重物或急走时气喘；面部紫红色斑明显消退；纳可；痰量减少，色黄质黏转为色白质稀；大便通畅。2016年12月19日血清检查：乳酸脱氢酶158U/L。泼尼松龙减少至17.5mg（每日1次），甲氨蝶呤如前。舌淡红苔薄白，根部剥脱苔消失；脉沉细滑。

方药：守方加减。

白术120g、党参30g、炙甘草45g、姜炭20g、熟附子5g、茯苓30g、白芍30g、淮山药30g、熟地黄30g、山茱萸30g、生龙牡各30g、五味子5g、乌梅9g、枇杷叶10g。

10剂。每日1剂，每剂加水1300ml，一直用文火煮1.5小时以上，煮取200ml，每次15~30ml，少量多次服。

［**按**］

面部紫红色斑明显消退、大便通畅说明阳明大降机得以部分恢复；乳酸脱氢酶下降至正常范围说明土气得以增强，土伏火之力部分恢复；痰量减少，由色黄质黏转为色白质稀，说明邪气部分转化归位后元阳不足、土中寒湿之象显现，故加熟附子，并加大姜炭用量，山茱萸加量，五味子减量，重点转为增强萌芽的蓄健之力。

此患者一直采用"治太阴保少阴法"复诊至9月，验血报告正常，胸片示肺纤维化情况稳定，泼尼松龙减少至5mg（每日1次），甲氨蝶呤维持原剂量。

（明50许山山医生亲诊病例）

# 附录

## 附录1　少阴、少阳、太阳、厥阴
## 界面的参悟

### 一、16个立足点少阴的参悟

（1）从易经的角度认识，对应"太极生两仪，两仪生四象"之少阴，此少阴即《黄帝内经》男用八之理，代表变易与简易之理。

（2）少阴对应后天八卦的坎卦，亦郑钦安"坎（☵）为水，坎中一点真阳乃人身立命之根"。这一坎卦☵对应生生之源的少阴，既包括阴，也包括阳，又名元气。

（3）少阴对应《黄帝内经》"肾者，主蛰，封藏之本，精之处也"之内涵，亦《黄帝内经》"冬气""冬"之内涵，正如《素问·四气调神大论》曰"逆冬气，则少阴不藏，肾气独沉"。

（4）少阴对应河图中"天一生水，地六成之"，即生生之源，在万物对应北方壬癸水，在《黄帝内经》中人身二七、二八、七七、七八用天癸所反映的生命状态即缘于此。

（5）少阴对应洛书之"戴九履一"（方位对应北方，坎卦）。

（6）对应运气学说中之少阴——少阴之上，热气治之，中见太阳，主气规律为二之气少阴君火，相对固定不变，在客气规律中三阴三阳的名称与主气一样，但排序不同。《伤寒杂病论》是按照人体本气由多到少而排序（太阳篇到厥阴篇再到太阳篇），但三阴三阳的概念涵盖了大而无外、小而无内、万物的阴阳变化，可大到天阳，小到人之毫毛，都可对应太阳寒水之气。

（7）少阴对应开阖枢中之枢，即《黄帝内经·阴阳离合论篇第六》之"少阴为枢"。

（8）对应"肺为阴中之少阴"，立足四季而言，春夏属阳，秋冬属阴；于秋与冬而言，秋令由阳转阴，阴气未盛故秋为少阴，至冬阴气大盛为太阴。

（9）对应肺为阳中之少阴，立足天地、日月、上下对应人之手足十二经，《灵枢·阴阳系日月》曰"肺为阳中之少阴"（手之阳者，阳中之太阳；手之阴者，阳中之少阴）。

（10）少阴对应肾间动气——《难经·六十六难》曰："脐下肾间动气者，人之生命也，十二经之根本也，故名曰原。"

（11）少阴对应三焦气学说——元气。《难经·六十六难》曰："三焦者，原气之别使也，主通行三气，经历五脏六腑。"

（12）少阴对应一日子午流注之酉时——足少阴肾经癸水之气当令。

（13）少阴对应十二经气图：手少阴心经丁火之气、足少阴肾经癸水之气。

（14）少阴对应五脏中之肾脏（肾气、肾精、肾阴、肾阳）。

（15）少阴为生生之源，对应的经脉有两条，即足少阴肾经癸水之气、足太阳膀胱经壬水之气。

（16）少阴本脏对应三个：心、肾、脑。

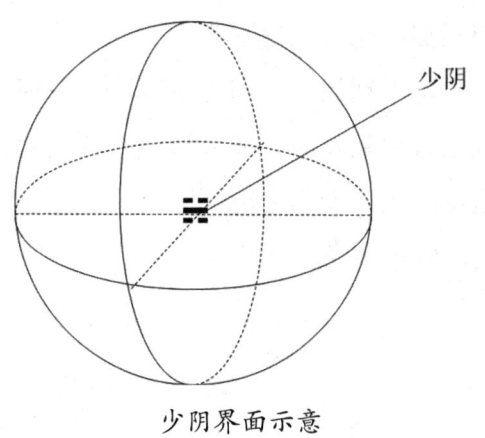

少阴界面示意

## 二、9个立足点少阳的参悟

（1）从易经的角度认识，对应"太极生两仪，两仪生四象"之少阳，反映事物在矛盾中向前发生发展，此少阳即《黄帝内经》女用七之理，代表变易与简易之理。

（2）对应运气学说中之少阳——少阳之上，火气治之，中见厥阴，主气规律为三之气少阳相火。

（3）少阳对应为开阖枢中之枢，即《素问·阴阳离合论篇第六》之"少阳为枢"。

（4）少阳对应一日中之日出。

（5）少阳对应一日中之日暮。

（6）少阳对应十二经气图之足少阳胆经甲木之气、手少阳三焦经相火之气。

（7）少阳对应甲胆，胆既属六腑又属奇恒之府。

（8）对应《灵枢·本输》提出的"少阳属肾，肾上连肺，故将两脏"之少阳（即对日出元气之理解，人气生于寅之理，五道中水道之理解，提壶揭盖之理的临床应用）。

（9）对应《素问·阴阳类论》"少阳为游部"之少阳，部分内涵与《素问·五运行大论》中"风寒在下，燥热在上，湿在其中，火游行其间"及"手少阳三焦经相火之气"火的内涵一致。对临床指导意义，笔者体会柴胡达原饮正是利用"少阳为游部"之原理，对治的病机为少阳火邪夹湿热秽毒之气内陷膜原。部分癌症患者属六气绞结局部大实而火邪内陷之证，也可利用"少阳为游部"及膜原交通气机的作用达到分消癌症巢穴内邪气，减轻病痛。

### 三、11个立足点太阳的参悟

（1）从易经的角度认识，对应"太极生两仪，两仪生四象"之太阳。

（2）太阳寒水之气对应后天八卦的坎卦（☵），天地之间一气周流，最大的阳潜藏于地下水阴中对应的天之气为寒，故有"太阳寒水"之称，此为《伤寒论·辨太阳病脉证并治上》第91、第92条中"救里宜四逆汤，救表宜桂枝汤"之理。

（3）太阳对应后天八卦之离卦，离者，丽也。此为一日之中太阳最明、最亮之时，对应十二时辰的午时，对应二十四节气的夏至，对临床的指导意义均为阳消阳退的开始，即"一阴生"，如笔者在临床治疗一位每年夏至前后必犯崩漏患者，借助小柴胡汤斡旋阴阳枢机之力，恢复此患者顺应天地阴阳消长转化之规律，从而达到止血的目的。

（4）太阳对应四季之夏季、五方之南方，临床常见慢性阻塞性肺病及部分肺心病，此类患者易感冒，感冒后首发症状为咳嗽加重、发热，体质寒热虚实夹杂，虽然三阴本气不足，易虚化寒化，但因中气不足，肺这一娇脏感冒后也易发生热化实化，缘肺外合皮毛，主气，对应太阳，太阳既从标亦从本，从标热化是此类患者重要的病机线路之一，如麻杏石甘汤的灵活应用在临床治疗中尤为重要。

（5）太阳对应《素问·热论》之巨阳，"诸阳之属也。其脉连于风府，故为诸阳主气也"。

（6）太阳对应由夜转日太极之最大阳。

（7）对应开阖枢之主开之太阳。

（8）太阳对应十二经气图：足太阳膀胱经壬水之气、手太阳小肠经丙火之气。

（9）对应阳中之太阳——心（大黄泻心汤、炙甘草汤、桂枝甘草汤、真武汤）。

（10）对应《素问·脉解篇》正月太阳寅，寅太阳也。但需明白寅时人气生对应的脏为肺，故此时手太阴肺经主令。

（11）三焦、膀胱者，腠理毫毛其应，对应表之太阳，依二腑对水道之功用，《伤寒论》中太阳篇之五苓散组方即此理。

## 四、7个立足点厥阴的参悟

（1）对应开阖枢主阖之厥阴。

（2）对应主气规律中初之气主升之厥阴。

（3）厥阴对应后天八卦之震卦（反映的是风气和缓有序的升发及春暖花开之柔美祥和之象）。

（4）厥阴对应后天八卦之艮卦（萌芽蓄健之力）。

（5）厥阴对应十二经气图：手厥阴心包经相火之气、足厥阴肝经乙木之气。

（6）厥阴对应五脏之肝。

（7）厥阴对应阴之极致——两阴交尽（盛阴微阳）。

厥阴病的治疗需要理解一日中夜尽日出表现的是厥阴阖、开太阳，但体现的是少阳的少火生气之力。

# 附录2　李可中医药学术流派国家传承基地
## ——明医堂临证参悟集锦

## 一、关于中医思维

《伤寒杂病论》的思维模式遵循天地规律，人类在地球上生活需以"秒分时日月年"计算，人为何法地？地球自转一圈是人类思维中的一天，公转一圈是一年，这期间在人的身上却发生着无数阴阳变化，但古圣先贤已发现了各自的规律，日、月、年的规律均可用阴阳认识，其变化特点是三阴三阳的开阖枢、标本中，用三阴三阳与人身禀赋的六气、五行统为一气的人之生命规律便是五运六气，涵盖了五脏六腑、十二经脉等所有的生理功能，但人眼可见到的是具体的脏腑功能、经脉循行线路的感知之象，从这些具体象认识人的生机只要能切入本源或（和）本原，便是究竟之人。但因为中医学所见之象离本原甚远，而且各种象之间有着千丝万缕之联系，人这个天地产物之禀性正如人肉眼所见之象形式多样，于是便形成了中医学传承过程中的各种流派，加之天地之气60年一小运，360年方是一大运，其气同样是气象万千，而人之寿命又极难达360年，无法实证体悟，华夏祖先确立的60年一甲子即可完全体现天人之生命规律，犹如一日与一年存在着相同规律一样。这是认识世界本原的智慧，也是中华文化必将成为世界文化主流的原因。

学习中医应采用"多元世界，兼容并包"的心态，正如明医堂之路所写的"每一个日子"，医路也是我们的人生之路，都是每个人自己走出来的，关键是"明"，任何一个人，不分地域，不分肤色，不分种类，只要明了天地规律，便会在无意中用"道心"化人心，用"忠孝悌"守本分，用"志"做人，自然达"性存天理，心存道理，身尽情理"。故无论哪种流派，只不过是术的不同，但"治病必求于本，本于阴阳"的宗旨是一样的，师父李可老中医说："我没有创什么派，只不过是回归到汉代以前的中医之路。"

我们此生传承师父学术思想，首先要学习他的胸怀与远见，中医姓中，不能在我们身上改姓、背弃祖宗。这就要求大家先做一个明理人、明心人，逐渐修证历练至一个明性人，医术自然提高，他人的认可、尊重自然而来，孤独自然消失，我们的专业是我们修行之法门，做到"知之、好之、乐之"，幸福快乐是靠每个人自己，也只能自己把握。


## 二、关于伤寒六经

太阳病涵盖了六个界面的典型病机，是最典型的六气为一气的变现病象。尤其是日出一刹那气机失常的理解成为理解整部伤寒杂病论的关键。

阳明病除了典型的经腑证，包括了肺胆胃心包上焦相应邪气的对应条文和方药，另对阳之极致变化"在里在深在内"第184条的理解在急危重和疑难杂症的病机分析中至关重要，因阴之极致变化部位与阳明一致，故两者往往同时存在，判断出二者的主次成为关键中的关键。

少阳病关键是易经"枢"的理解，先理解阳枢，再回到阴阳枢实为一枢的理解，柴胡剂的病机即可掌握。

太阴篇因太阳、太阴同主开，二者同是阴阳变化四仪中根本两仪，故太阳、太阴、阳明、甲胆四者病机联系需清晰，王松如之"肝胆为发温之源，肠胃为成温之薮"的观点有助理解。

少阴篇相对易理解掌握。少阴寒化，元阳不足，四逆汤类方。若出现格阳，白通汤、白通加人尿猪胆汁汤。少阴热化，黄连阿胶鸡子黄汤。太阳直中少阴，麻黄附子细辛汤、麻黄附子汤。发生阳明热化大实证，大小承气汤。阴分不足，水热互结，热大于湿，猪苓汤。

厥阴篇关键是热化涉及中气营卫血脉，及肝脾同主升，但两脏热化不完全一致，此是临床判断病机的难点。另厥热胜复之内在机理关键是判断三阴各自本气及厥阴热化变证涉及阴阳俱损，如何把握阴阳恢复的线路是难点。

寒证用温阳对治只是一种治法而已。若在外、在上邪热停留，如2016年年运特点，同样畏寒一症，辛温药慎用。

调以甘药可对治虚证，临床需灵活运用，如丙申水火互济方、清风化养方等。

## 三、日出（六气为一气的变现）之参悟

（1）一天由夜转日，夜尽日出，夜尽对应的是厥阴，即厥阴阖，日出即太阳开，但体现的是少阳的少火生气之力，对应的界面是厥阴。遵循这一天地规律，师父李可老中医提出了"厥阴阖、开太阳"这一治法，可灵活运用在疾病的认识，病机的分析、方药的施用中。故在日出这一刹那的气机运行涉及厥阴、太阳、少阳三个界面。

（2）人身之气运行与天地一气周流的规律完全一致。自然之象，太阳从地平线的东方升起，渐向南向西移动，之后日落西山直至消失在人的视线范围，体现为天黑夜的景象。此时对应天地之阳气降入地下，直至地下水阴中。用天圆地方认识，地下水阴中又名北方，而对应人身之气则降沉至生生之源，即少阴坎卦。

此即日出圆运动规律，其中日出日入之地对应的是土中的太阴、

阳明。

（3）故日出之气，根源对应少阴，出入之所名太阴、阳明，体现为厥阴、少阳、太阳。如此，便可明白日出之气包括了六气。天地规律春夏秋冬、东南西北中四季五方正是一元气显现出的相应之象。正如《黄帝内经》所言阴阳应象而已。不同的象即是六气的变化，故六气是一气的变现。

（4）患病即上述规律的失常。因人体之气运行方式在三维以上空间，气的运行无论日夜均周流不息。中医的八纲辨证中阴阳、表里、寒热、虚实均是相对的。在这个六合之中，从不同的角度切入便会看到不同的象，但标本中、开阖枢的变化规律是一致的。以《伤寒论》部分条文阐释六气为一气的变现规律。

第12条桂枝汤最易理解的病机为太阳风寒表虚证，下面立足日出病机变化阐释如下：

①一日之计在于晨，对应初之气厥阴，厥阴之上，风气治之。厥阴对应东方，东方有阴阳两木即甲乙木，用十二经气认识则为足厥阴肝经乙木之气与足少阳胆经甲木之气。故主气规律中初之气，厥阴之升发既包括了乙木之气，也包括了甲木之气。②就脏腑而言，脏为根本，腑为脏传递、转运能量和信息。桂枝汤以"桂枝"命名，说明桂枝这一辛温升散之药，对应的是阴——乙木之气不足，故有扶益风木之气的功效。③五方与十天干、十个自然数，均为一阴一阳并奇偶数相配，且每方对应自然数之差均为5，说明每一方自成一圆运动。故乙木之气不足，与之匹配的甲木之气必太过，故用等量芍药与桂枝配伍。④余三药姜枣草依土能载木之天地规律，针对土气之不足。长养万物之沃土既需要湿度、温度，也需要密度、厚度，故用三药恢复土之上述四度，以达益土载木之效。其中，炙甘草温益土气而无燥热之弊；大枣形象地理解为加强土中之膏汁，即土中之液、津、精；生姜，温散土中之寒、湿、

风三气，一药兼具典型的既散又降之功。《伤寒论》之药方中常用此三药和中益土之功。⑤桂枝汤五药中充分体现了辛甘化阳、酸甘化阴的药味作用。⑥依据天地规律，日出最易、最常发生的气机失常为厥阴风木之气不足升发无力，故笔者提出立足日出从主气规律失常认识疾病，桂枝汤为治厥阴病之方。若桂枝汤证对应之气发生了下陷并壅阻于局部，因气有余便是火，即下陷入土中或土下深处发生了热化，便出现了厥阴下陷化热横逆之病机，此乃对应临床易理解的肝气犯脾。若出现了腹满时痛，便是太阴篇第279条桂枝倍芍药之理，若下陷热化较前加重，出现了大实痛，便是第279条桂枝加大黄汤。

## 四、麻黄升麻汤方解

从用量及配伍分析，此方麻黄对治的腠理阻塞之证内陷入里，寒湿内生并化火，入里在何处是理解的关键，"大下后，寸脉沉而迟，手足厥逆"属里虚寒，在上咽喉不利、吐脓血，说明火邪炽盛并阴分受损。综合原文之症可推断出矛盾集中在土之太阴、阳明两个界面，且土中汁液不足，笔者认为此土对应了《素问·六节藏象论》中一脏五腑至阴之土。方解如下：

土中内伏之郁火—升麻；

土中内伏少阳之邪热—黄芩；

土中内伏阳明之邪热—石膏、知母；

土中内伏寒湿之邪—干姜、茯苓、白术、炙甘草（肾着汤）；

土中汁液不足—当归、天冬、葳蕤。

## 五、关于营卫的理解

卫气不用所指范畴不能被固有思维所限，理解的关键是"脉"及"营在脉内，卫在脉外"营卫一气的和谐。在人身任何一点均有脉，均有脉内外之营卫之气。如近期许多患者稍食凉性食物则胃痛、胃胀，或怕冷怕风，或汗多怕风，或受凉后关节痛，或四末凉，严重者腿背酸痛，但同时亦存在稍食热性食物或煎炸之品则出现上火之症，如口腔溃疡、唇颊黏膜脱皮、起疱，或咽干、咽痛，或双目干涩痛、目眵增多，或噩梦纷纷、心烦意乱，或大便干结，或尿黄，或经血黏稠色深，或带下黄稠，或头胀痛。

依据"土伏火"之理，此类患者的病机共性为土气中虚实寒热错杂。

此类寒热证可理解为卫气失用之寒证和营阴营血之血少液枯津损所致邪热之证。对治诸如此类的脉外卫气不用之寒证，无论虚实，依据"阴为阳之基""君火之下，阴精承之""君火以明，相火以位""阳明之降乃人身最大降机""阳明之燥热永不敌太阴之寒湿""肺者，脏之长也""肺为水之上源"之理，在益土养阴生津的同时，针对脉内血少液枯阳明经邪热炽盛者，石膏、生地黄、熟地黄、甘草、乌梅、知母、五味子成为对治的一组首选药物。之前思维中认为石膏、知母甘寒、凉润之品，需防伤中和拔阳根之弊，目前临床体会，只要符合上述病机，不必加用参、炙甘草、附、桂之品，"有故无殒，亦无殒也"。中医重在实证！

近期用木防己汤、调卫汤对治部分疑难杂病，顿悟"小而无内"之临床运用，仲景方均合天地规律、自然法则，故即使撞对效如桴鼓，是用"规律治病"，是患者恢复了顺应天地规律的能力。

关于调卫汤，东垣先生曰湿盛自汗，按方中药物组成及临床体会，麻黄根敛汗之机理乃为疏通至表皮毛到至里肌肤之间的经络，自汗虽腠理疏松，实乃表里内外营卫不协和之病态，表气虚甚自汗，麻黄故用根节，但方中麦冬、半夏结合麦门冬汤、温经汤、竹叶石膏汤中均有此组对药理解为对治脉内外营卫气不协和，对应阳明界面之津损液少兼燥热之邪；苏木、猪苓，一血分药、一水分、气分药，对治局部因虚而致气血水道瘀滞之实证；黄芩对治少阳邪热；黄芪实卫气；五味子结合都气丸、生脉饮、五子衍宗丸、麦味地黄丸、大定风珠、苓甘五味姜辛汤、小青龙汤、全真一气汤、引火汤等用五味子，此药可纳五方不归位之气归于地下水阴中；生地黄、当归、甘草对治多气多血之阳明气血受损；羌活针对风邪，太阳表藩篱太过致密而致本应流动的风因阻塞或闭塞而内陷入里，临床伤风之象反表现为风气太过，甚则形成伤风不醒便成痨之势。如人参败毒散治疗肠易激综合征正是师父的托透大法，喻嘉言谓逆流挽舟。

生地黄、麦冬增液汤中二药，针对胃、肺、肾、心液损津少兼有邪热。需参悟清胃散、生脉饮、炙甘草汤（复脉汤）、益胃汤、护胃承气汤之配伍。麦冬、五味子二药可参悟生脉饮、全真一气汤、引火汤之配伍。

猪苓汤针对火与水两邪，故见于阳明、少阴篇。《伤寒论》中对南朱雀之液、精、津不足一般用阿胶、当归、干地黄、麦冬。

## 六、2016年的两点参悟

（1）针对2016年客气特点患者可分为三种情况：①患者本气尚可，仅是客气对其影响，此时只需治疗客气对患者的影响即可，尤其是立夏后燥热火在上、在外者属肾肝心阴虚致肺失右降者用酸枣仁、茯神、莲须、菟丝子、知母加味方。②患者三阴本气不足，以虚化寒化为主，三阴寒湿方类方治疗。③患者三阴本气不足，然客气加临对患者影响较大，此时先治疗客气，丙申顺天方；若客气之火热燥与三阴虚寒同时为主要矛盾，须二者兼顾，或约为肝胆为发温之源对治火热燥。④《黄帝内经》曰："诸寒之而热者取之阴，诸热之而寒者取之阳，所谓求其属也。"斯理也，唯王太仆能穷之。注云："寒之不寒，是无水也，如引火汤；热之不热，是无火也，如四逆汤。此中难理解的水与火为二阴抱一阳生生之源的坎卦。"热之不热，是无火也。"中的火对治方法为火生土、土伏火之法，非单纯使用辛温燥烈峻猛之药之理，乃启动原动力之理。因此时土气内匮，临床若用四逆汤时，炙甘草的用量是附子用量的两倍以上，虚人加人参二两乃为稳健之法。

（2）《金匮要略》大黄牡丹皮汤与桂枝茯苓丸的区别：大黄牡丹皮汤血脉中热势已成腐肉之势（如形成肠痈），其热已在阳明界面，故以大黄、芒硝清解阳明燥实热，丹皮清解血脉之热，桃仁、冬瓜仁润降；桂枝茯苓丸热势不如大黄牡丹汤甚，仍在厥阴界面，与中气、营卫、血脉是一线路，厥阴之气下陷，郁而化热，血脉中血液黏稠，故用桂枝、芍药对药升东方，开南方，丹皮凉血，桃仁行瘀滞黏稠之血；桂枝、桃仁又是一组对药一升一降针对血脉的瘀阻，茯苓利水，因水不利则为血，若苓芍配针对局部有形无形之水热气结。其实气血水脉络五道实为一道，仍然是一气之理。

## 七、《温病条辨》中焦篇原文第89条之阐释

原文如下：

滞下已成，腹胀痛，加减芩芍汤主之。

加减芩芍汤方（苦辛寒法）

白芍三钱，黄芩二钱，黄连一钱五分，厚朴二钱，木香一钱煨，广

皮二钱，水八杯，煮取三杯，分三次温服，忌油腻生冷。

加减法：肛坠者，加槟榔二钱。腹痛甚欲便，便后痛减，再痛再便者，白滞加附子一钱五分，酒炒大黄三钱。红滞加肉桂一钱五分，酒炒大黄三钱，通爽后即止，不可频下。如积未净，当减其制，红积加归尾一钱五分，红花一钱，桃仁二钱。舌浊脉实，有食积者，加楂肉一钱五分，神曲二钱，枳壳一钱五分。湿重者目黄舌白不渴，加茵陈三钱，白通草一钱，滑石一钱。

分析如下：滞下之病机为湿温内蕴，夹杂饮食停滞，导致气不得运，血不得行。今滞下已成，腹胀痛，提示厥阴中气下陷、甲胆失降、土中湿热实热，气机阻滞，予加减芩芍汤对治。其中黄芩针对少阳邪火；黄连针对胃肠的湿热和实热；厚朴、木香、广陈皮理气、行气、导滞，畅通局部气机；白芍针对甲胆不降。

因患者中气偏虚，故服药期间忌油腻、生冷食物以免加重脾胃负担。如出现肛坠，考虑局部湿热积滞，故予加槟榔下气破滞。腹痛甚欲便，便后痛减，再痛再便者，无论红滞、白滞，阳明伏热均存在，故用大黄。出现白滞提示厥阴中气下陷伤及少阴元阳，故加附子。若出现红滞加肉桂，考虑太阴土中寒湿郁而化热——肉桂温化寒湿灵动下焦。因其疾病由实转虚，故通畅后即止，不可频下以免耗伤中气萌芽根气。如积未净，当减其制，红积——瘀热，对治为加入当归尾、红花、桃仁取桃仁承气汤之意，以通腑泄热，凉血养血。舌浊脉实、考虑食积，加山楂肉、神曲、枳壳消食导滞。湿重者，目黄舌白不渴，考虑阳黄湿重于热，加茵陈、白通草、滑石清热利湿退黄。本条主要论述滞下之由表入里，由实转虚，伤及少阴、血分，同时说明温病之本质，此即郁热及湿温的对治方法之一。

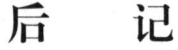

# 后　记

## 明医堂之路

每一个日子，
我们畅游在，
自《黄帝内经》成书以来历代医家的书海中；

每一个日子，
我们驰骋在，
《黄帝内经》《难经》《神农本草经》《伤寒杂病论》
四部经典形成的理法方药完备的
中医疆场上；

每一个日子，
我们行走在，
一条天天向上永无止境的人生路上！

每一个日子，
我们努力在，
一条"不把苦当苦"的脱苦离苦灭苦之路上！